● 糖質の少ない食材

● キャベツ等（葉もの野菜一般）

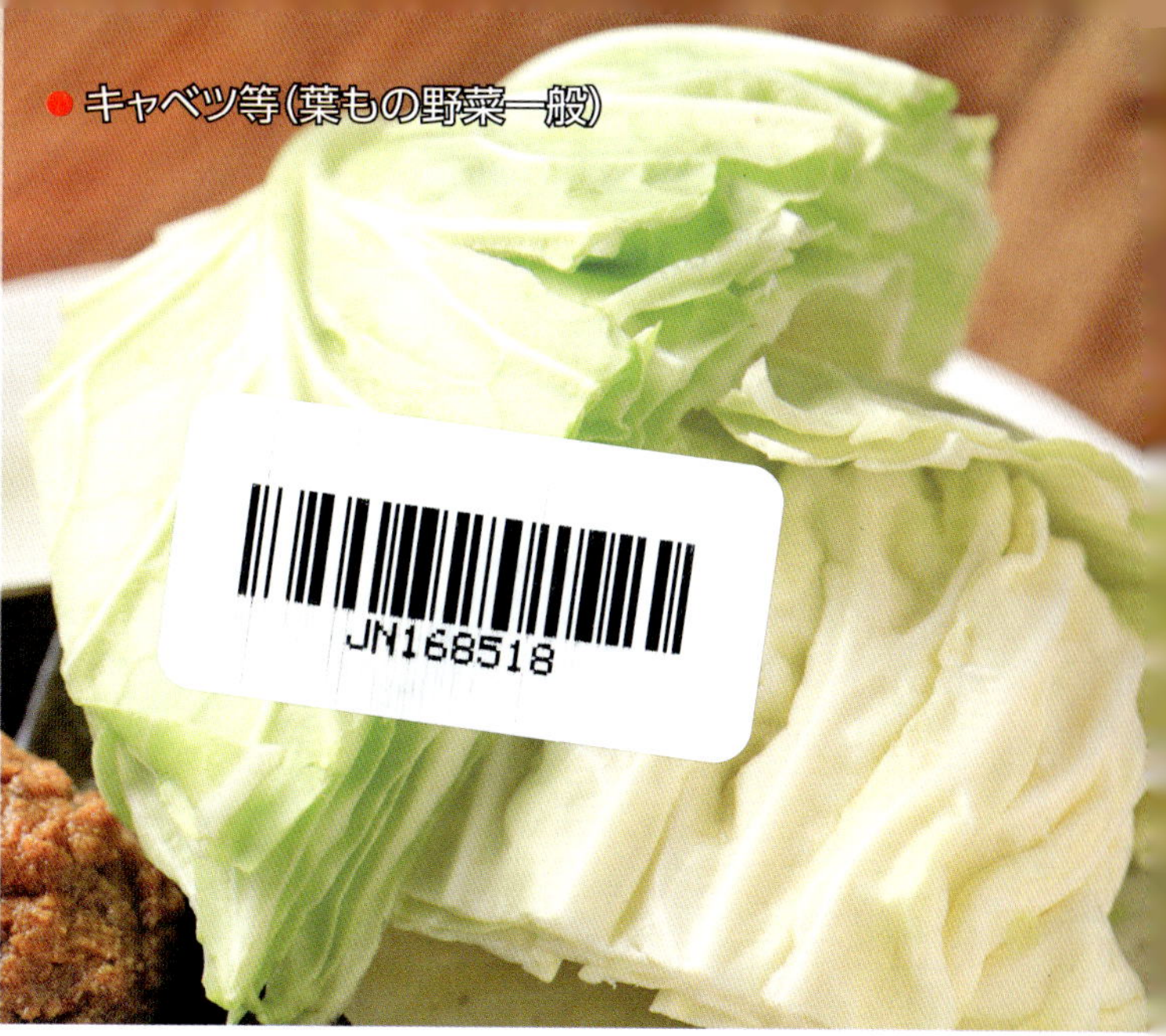

● 糖質の多い食材

● レンコン等（根菜類一般）

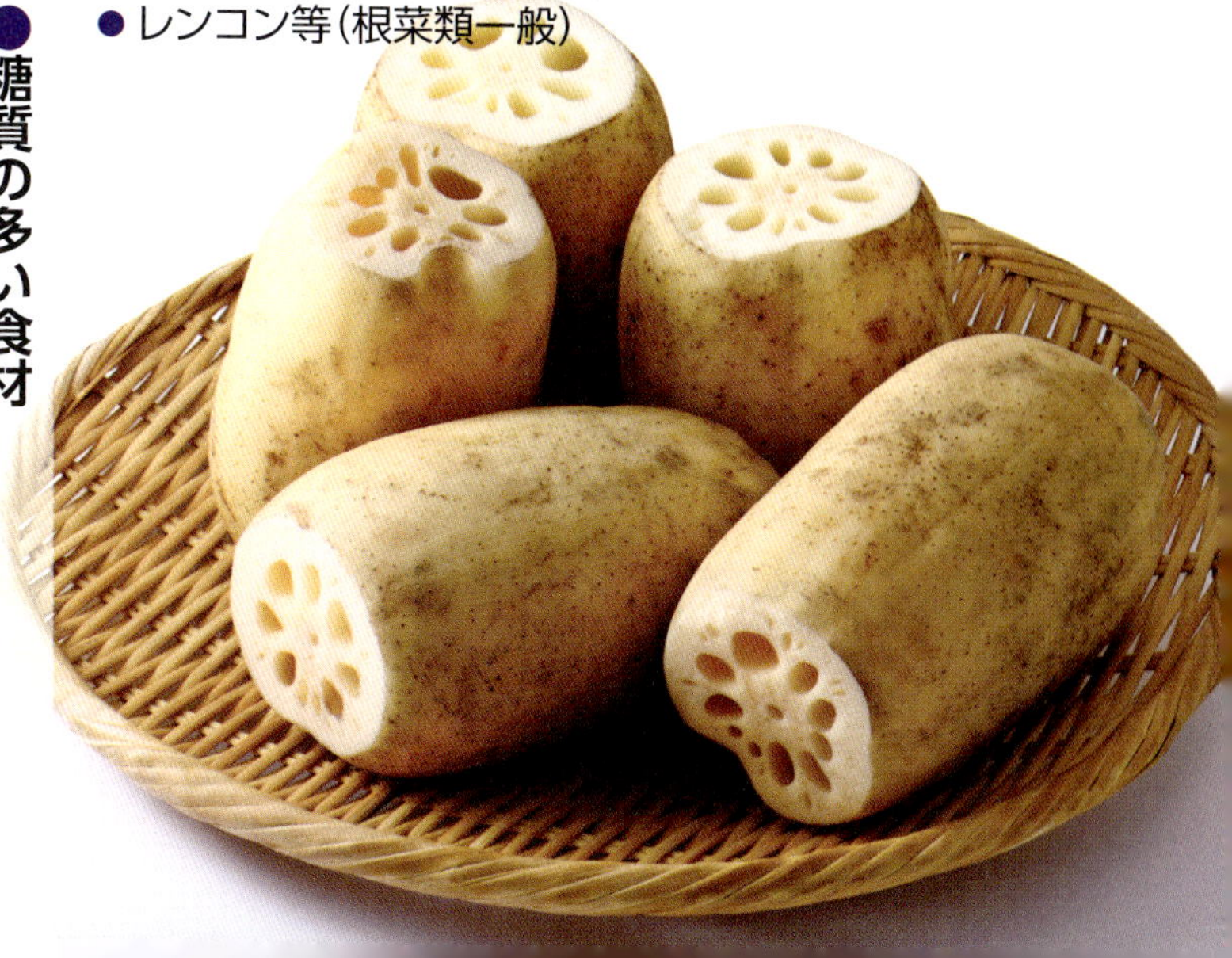

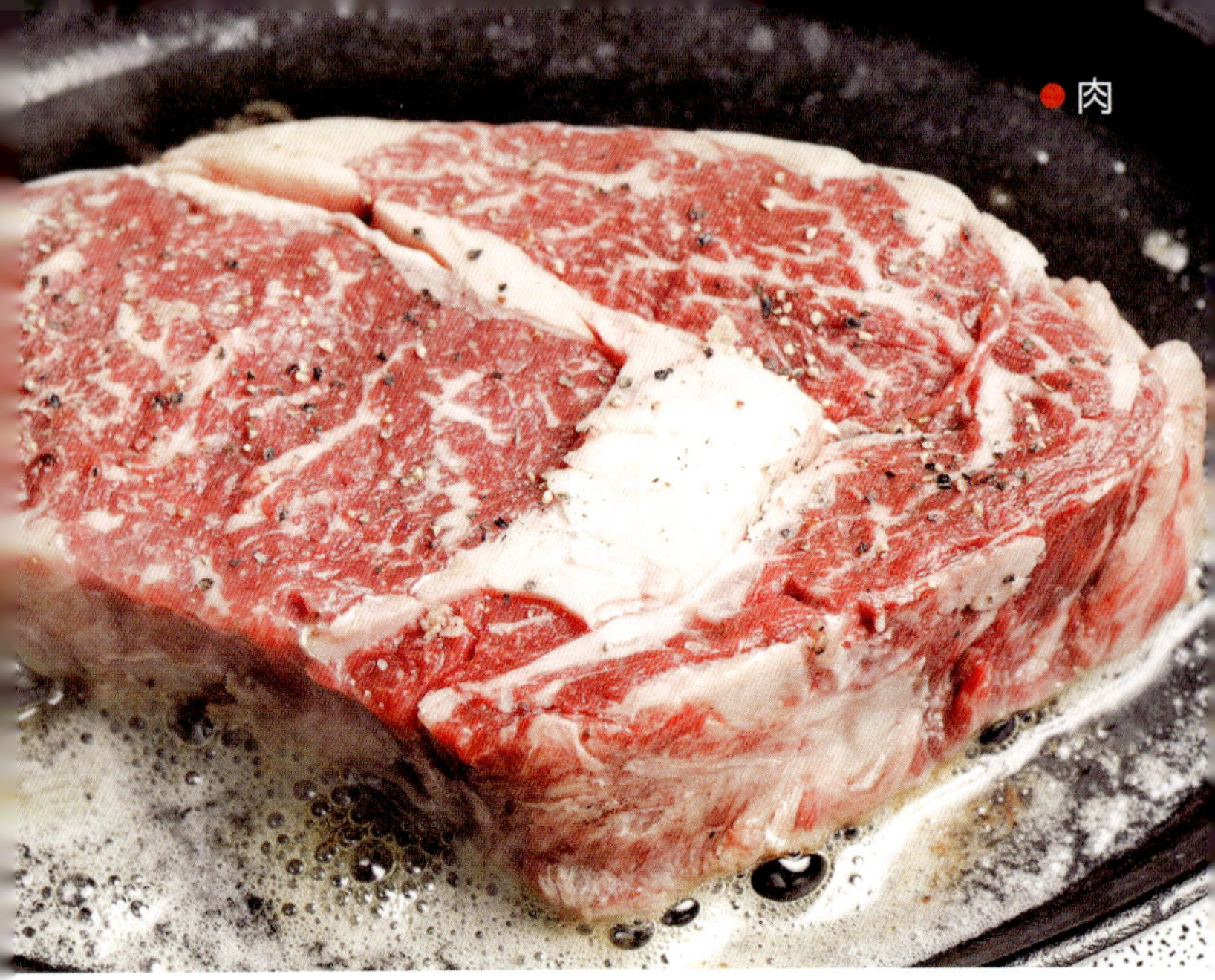

米

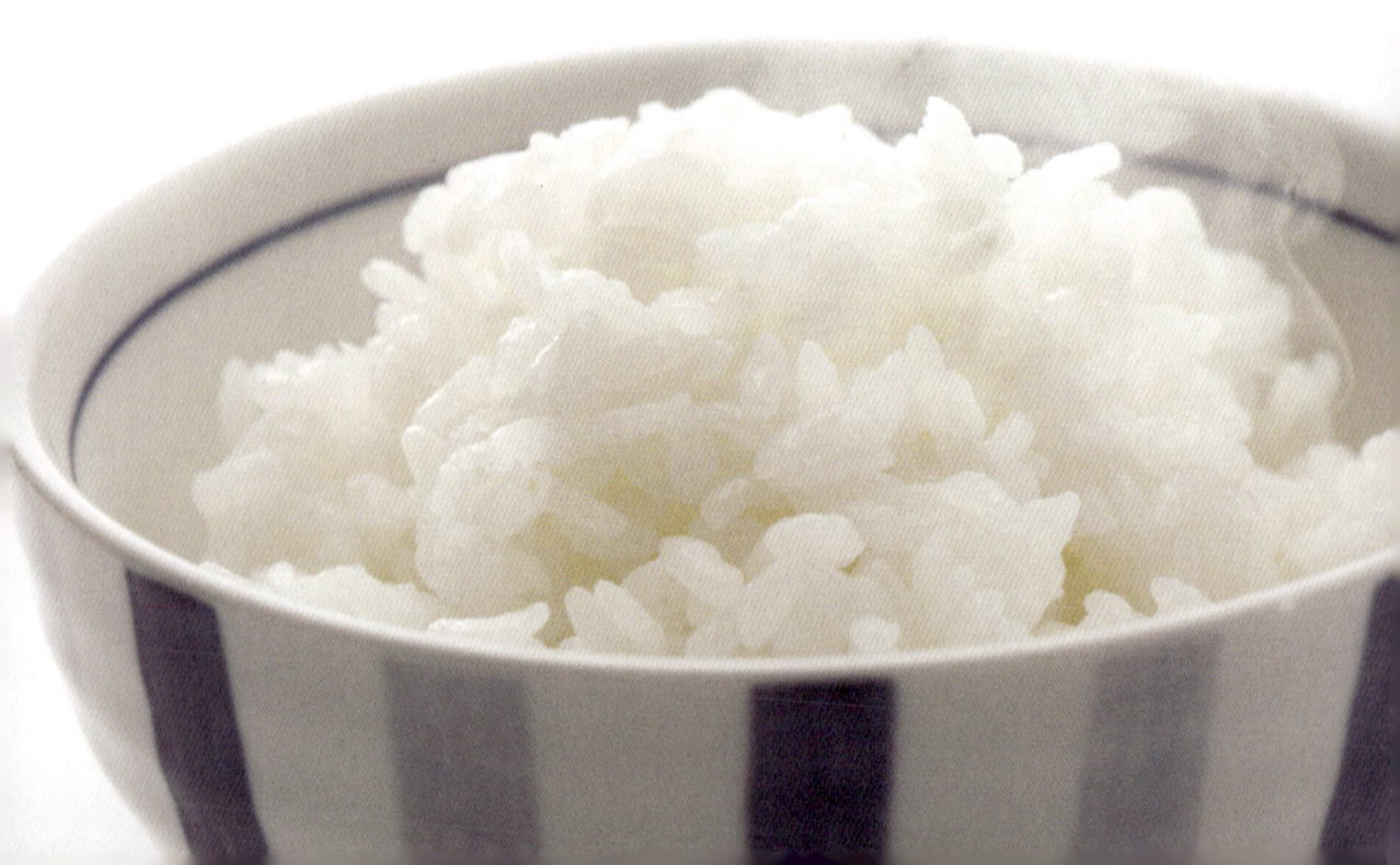

糖質の少ない食材

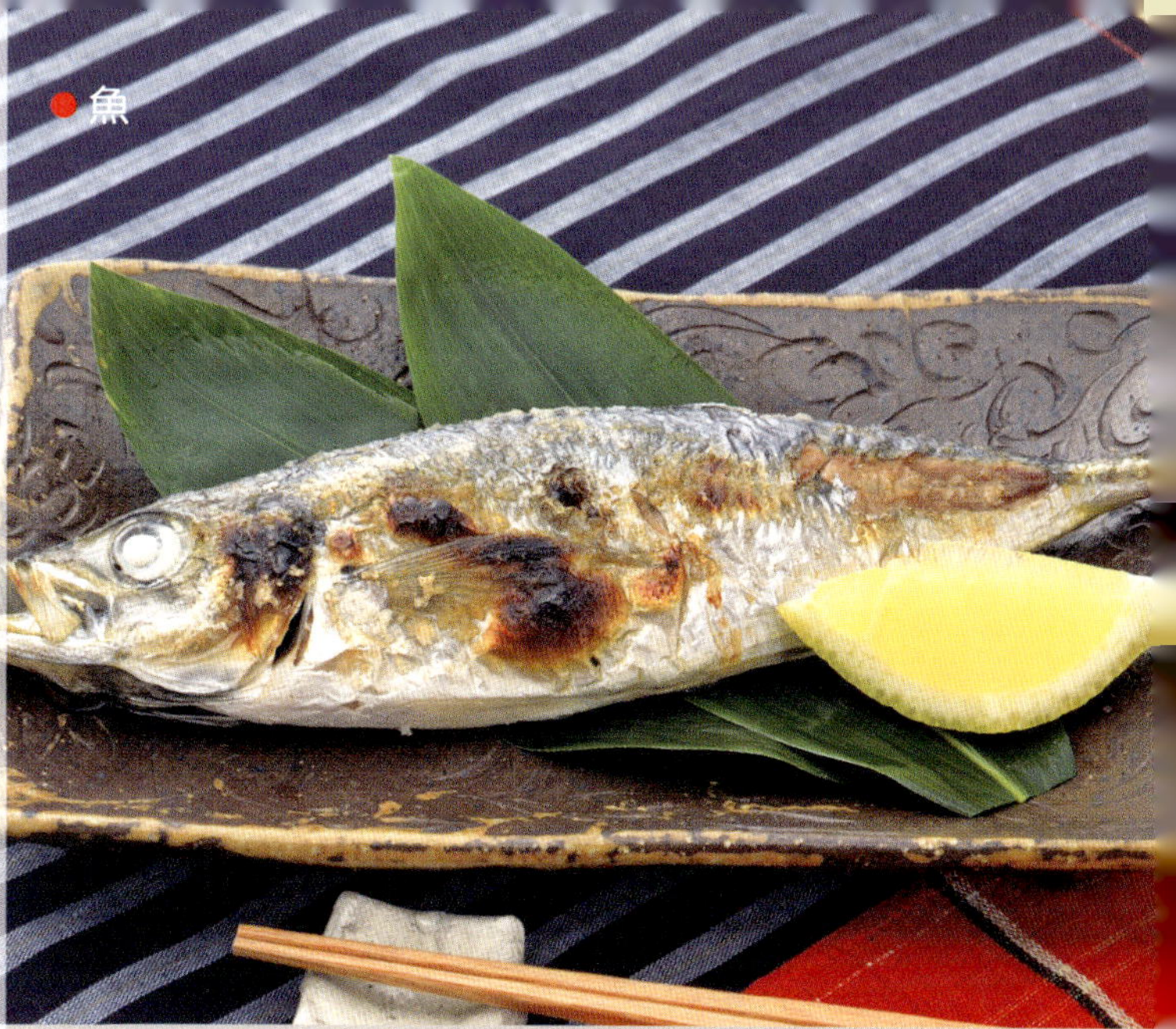

糖質の多い食材

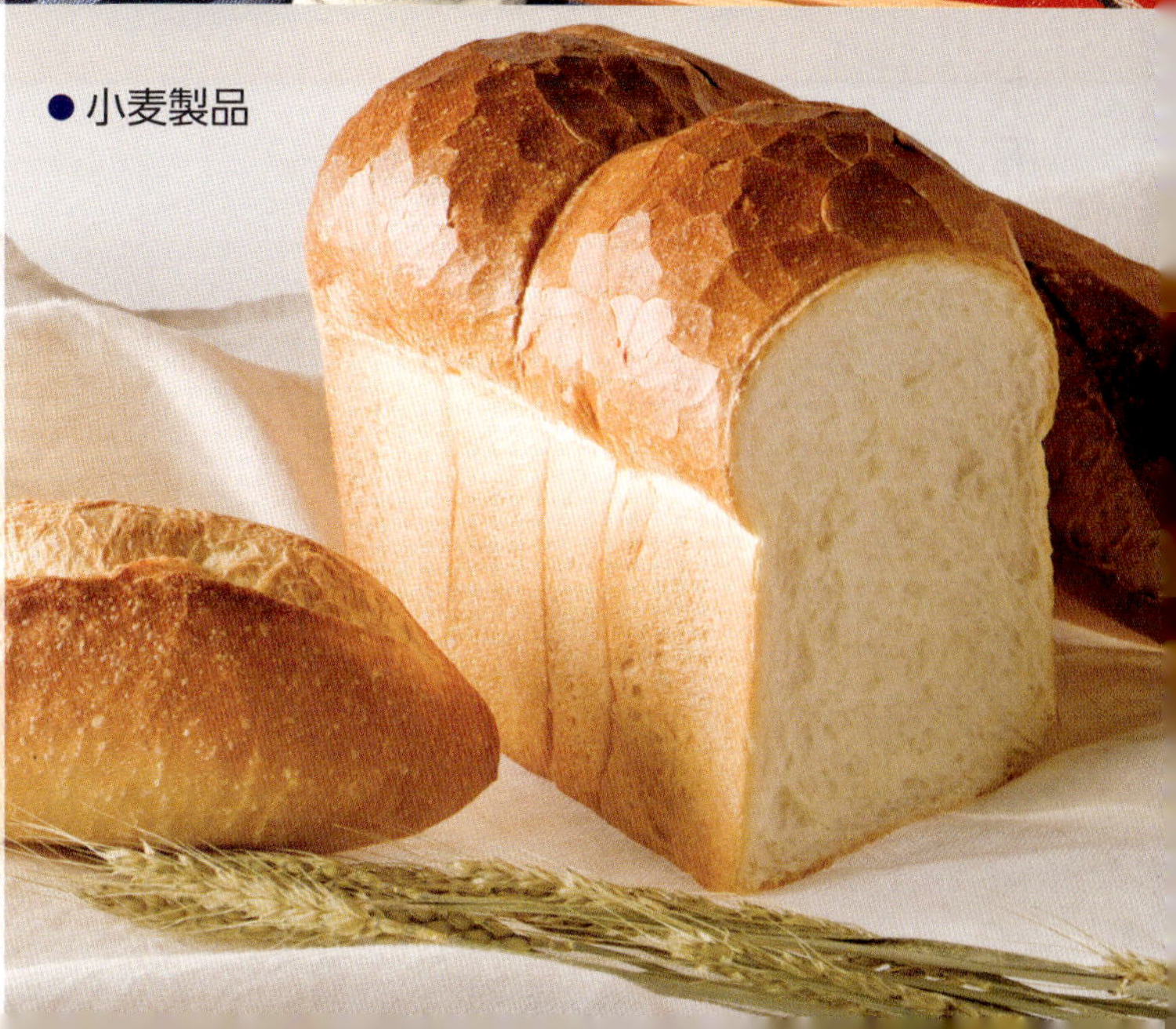

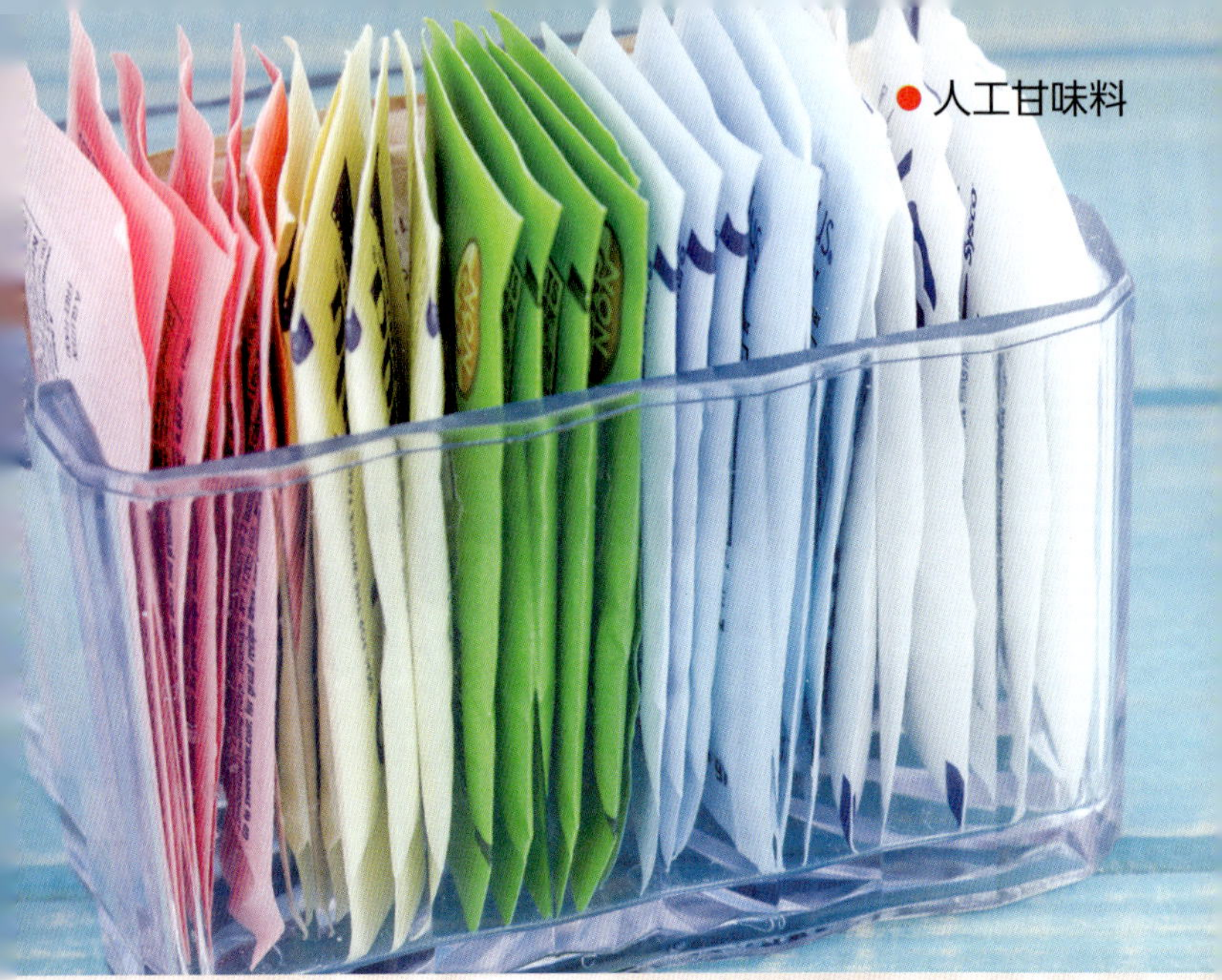
人工甘味料

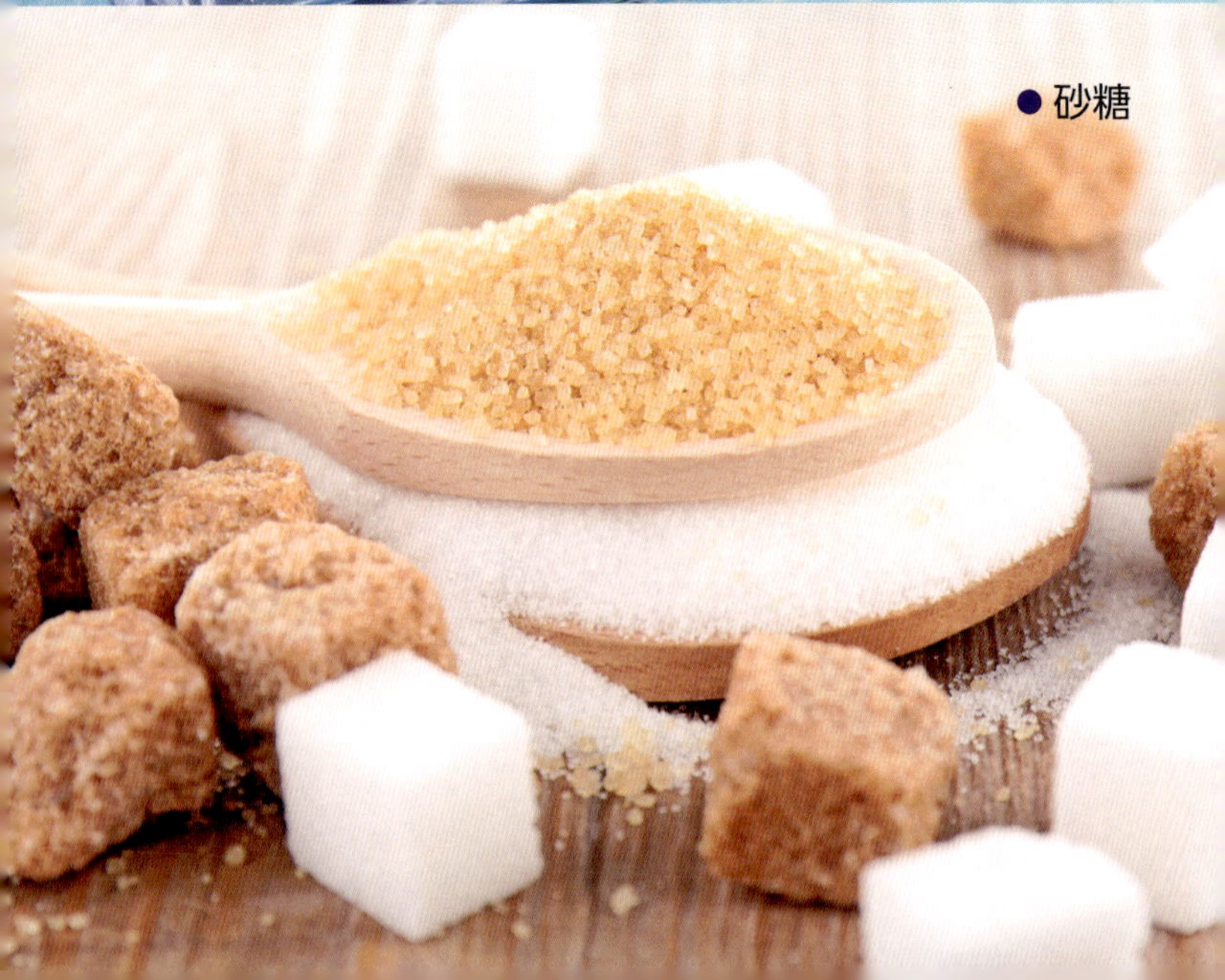
砂糖

● 糖質の少ない食材

● 塩・こしょう等

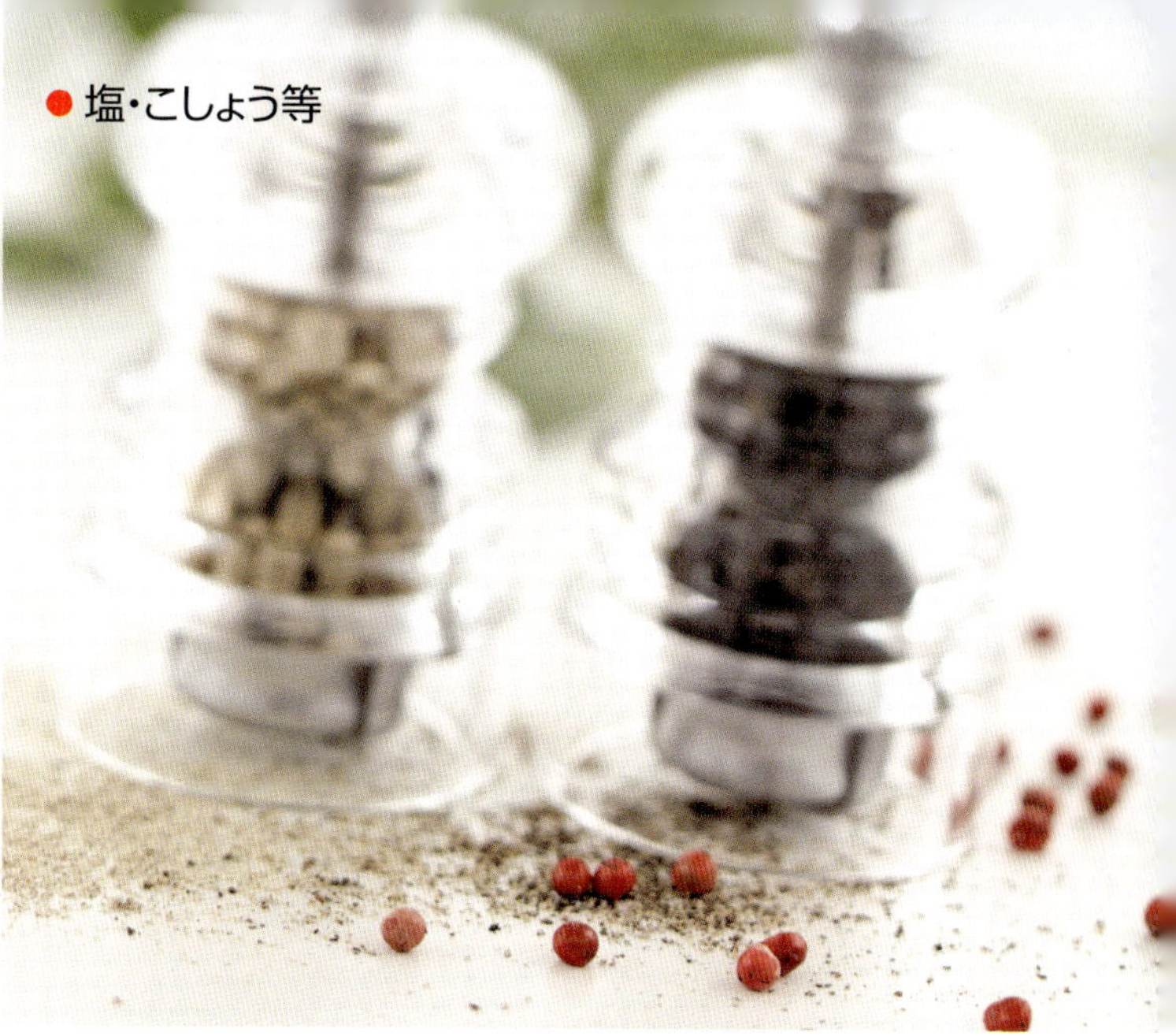

● 糖質の多い食材

● ケチャップ等

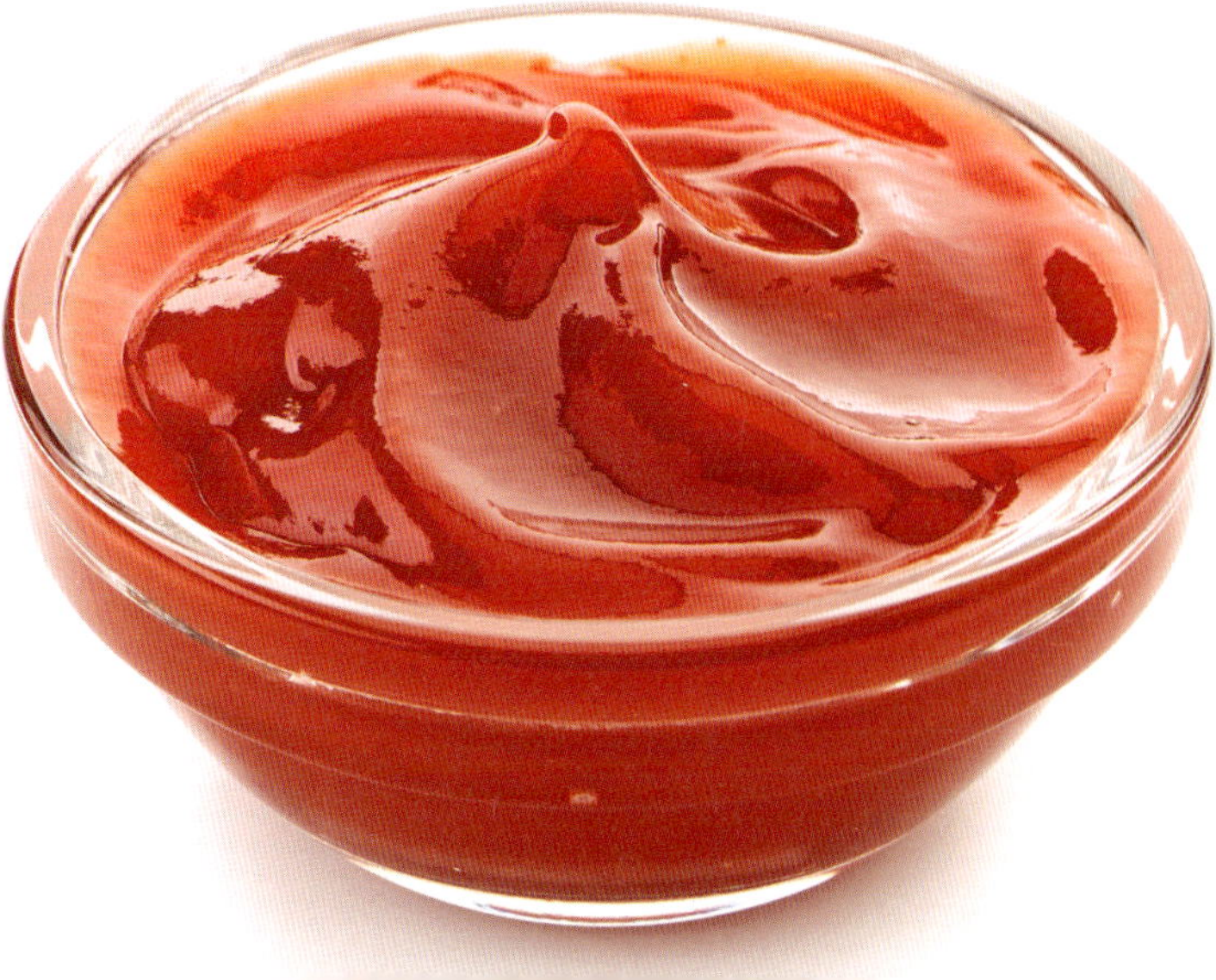

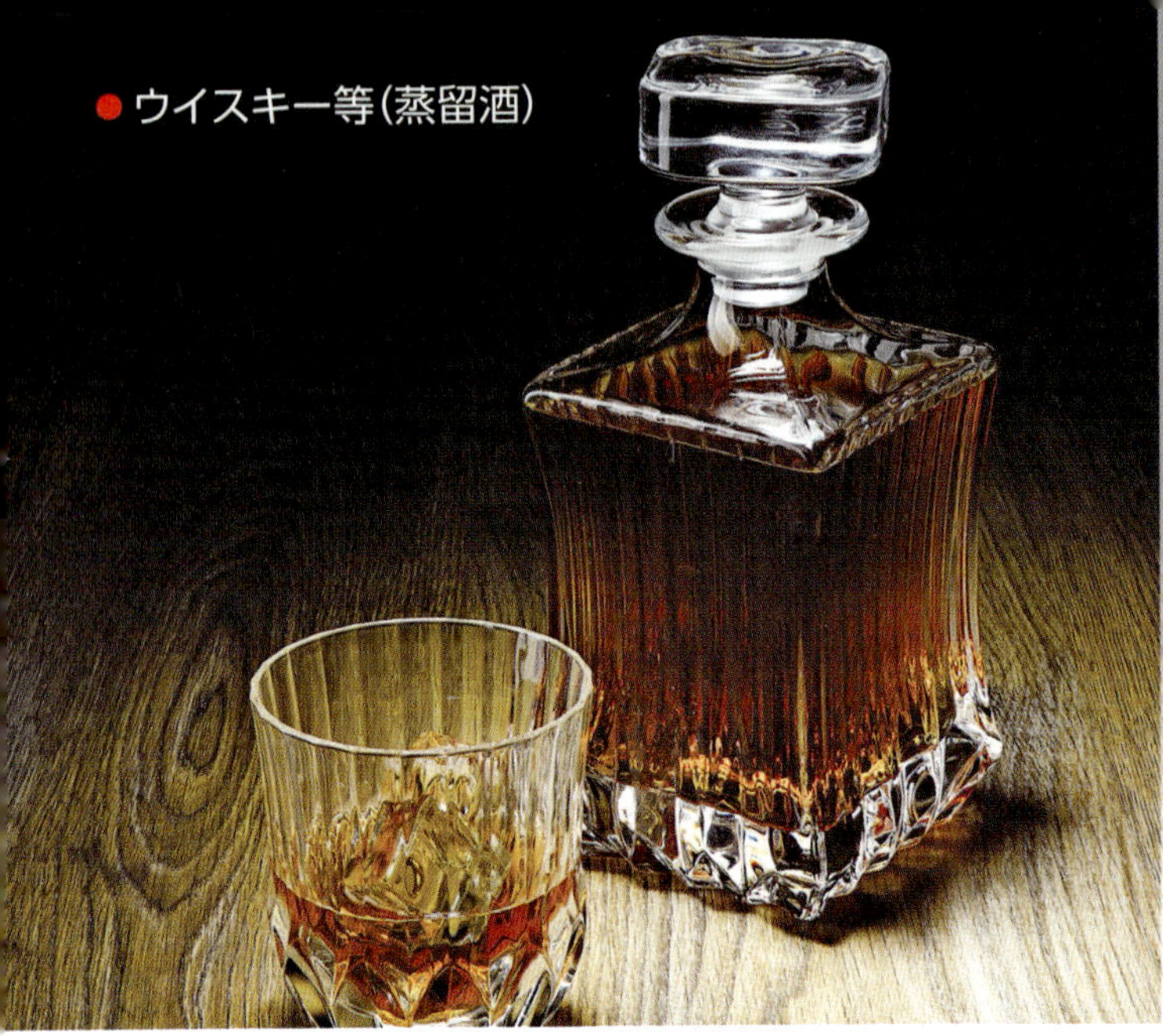

●糖質の少ない食材

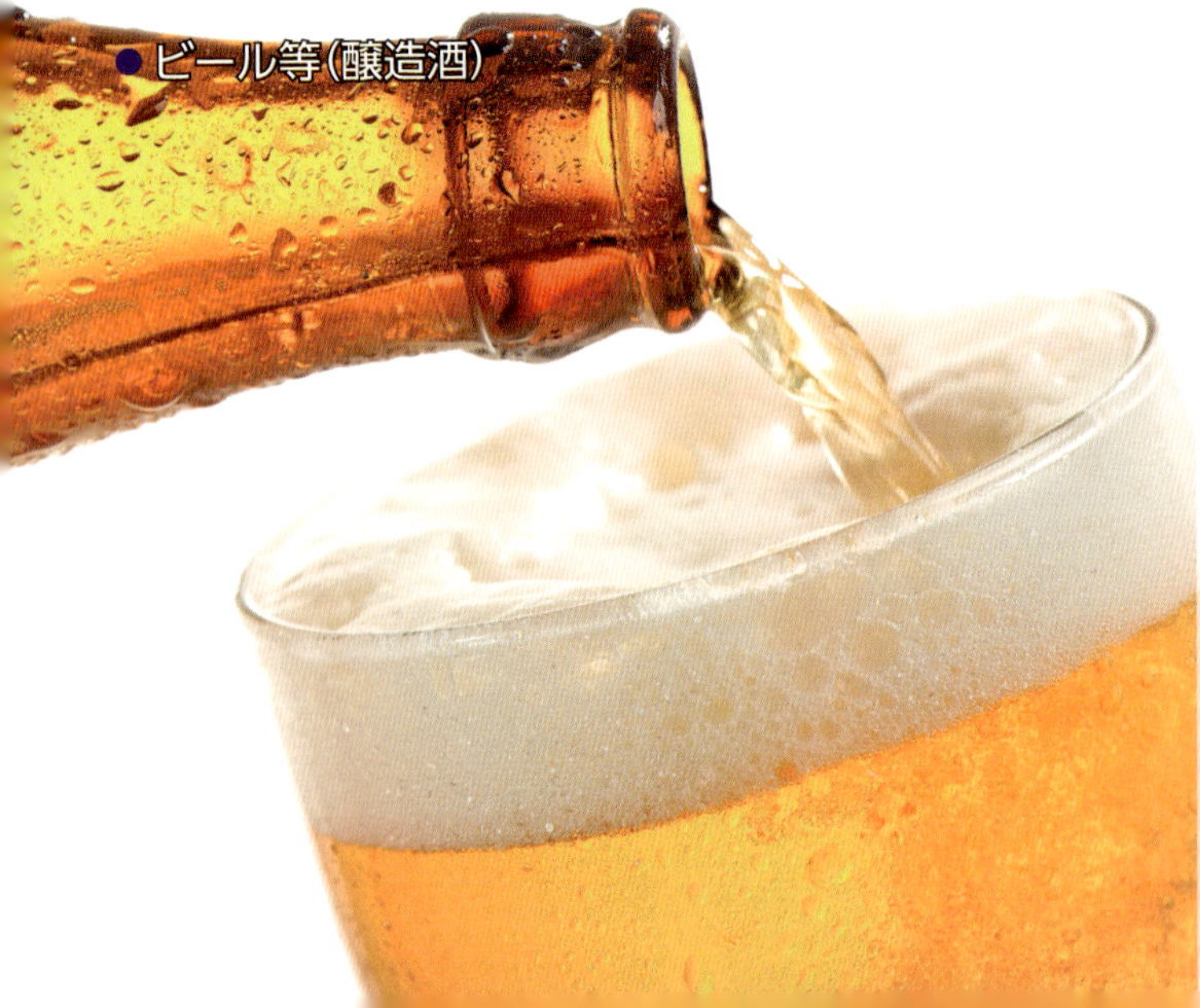

●糖質の多い食材

緩やかな糖質制限

ロカボで食べるとやせていく

まえがき

私は、これまで幻冬舎から『奇跡の美食レストラン』（２０１２年）、『ロカボバイブル』（２０１５年）、『糖質制限の真実』（２０１５年）と三冊の本を刊行しました。『奇跡の美食レストラン』はミシュランの掲載料理店や日本洋菓子協会連合会の会員パティスリーを中心に〝おいしく楽しく食べても健康になれる〟ことを直感いただくためのグルメガイドであり、『ロカボバイブル』は、おいしく楽しく食べて健康になる秘訣〝ロカボ〟を日常生活の中で取り入れるための生活ガイドであり、『糖質制限の真実』は、緩やかな糖質制限である〝ロカボ〟が、なぜ、おいしく楽しく食べても健康になる秘訣になりえるのか、を科学的に解説するための本です。

科学的な解説があり、晴れの日に食べるためのグルメガイドがあり、日常で実践するための生活ガイドがあれば、ロカボは継続しやすいだろうと私は思っていました。

しかし、それだけでは情報が足りないことを最近感じるようになりました。それは、私が拝見し、ロカボの指導を直接させていただいている患者さんからの以下のようなお声を耳にしたからです。

〝冷えたお米なら血糖値を上げないと聞いたから安心して冷たいごはんを食べていた〟

〝おそばなら血糖値を上げないはずだ〟〝果物は医者いらずと言うくらいだから健康に良いはずだ〟

こうしたお声を発する患者さんの血糖値や体重は悪化しており（私にとっては予想どおりなのですが）、ご本人様は驚愕の声を上げるのです。

〝情報リテラシー〟という言葉があります。〝リテラシー〟というのは、読み書きをする能力のことだそうで、〝情報リテラシー〟となると、世の中にあふれている雑多な情報を適切に選択し、ご自身の疾病予防や健康増進に役立てることができる能力のことになるようです。

確かに、巷には〝○○をやっていれば健康に良い〟とか、〝○○という治療法は医療業界が儲けるためにやっているだけで本当は医学的に意味がない〟とかいう情報があふれています。〝○○が良い〟という情報は、まるで○○をやっていれば（あるいは、摂取していれば）、ほかに健康上のどんな問題点があろうとも、心配する必要がないとでもいうような極めて安易な情報です。しかし、ある一つの健康法だけですべての健康上の問題が解決するなら、古代から現在まで、医学や医療が発達する必要はなかったことでしょう。また、〝○○をやっても意味がない〟という情報も、本来受けるべき正当な医療を否定し、まるで何もしなくても健康上の問題点はおのずと解決する（あるいは、どんなに苦労しても解決には至らないので、苦労するだけ損である）とでもいうような、やはり極めて安易な情報です。

私はそうした患者さんを拝見していて、いかに適切に健康情報を取捨選択していただけるようにするか、ということも、医学教育の重要な課題であると感じるようになりました。

そこで、本書では、いかにロカボが健康増進に利益があるのかを述べつつ、巷にあふれる〝○○が良い〟というタイプの情報がいかにあやふやなのか科学的に解説することにいたしました。また、その頼るべき情報源として、国立健康・栄養研究所の「健康食品の安全性・有効性情報」を利用させていただきました。

信頼できる情報源と怪しい情報源はなかなか区別がつきづらいものです。

本書が、様々な情報に踊らされては傷ついてきた多くの方たち、特に、やせたいと思って無理なダイエットを繰り返してきた人たちの、これからの幸せな生活と、理想的な体型・健康増進の一助になることを願っております。

ロカボで食べるとやせていく　目次

Part 2
ロカボの食事、実践編

Part 3 時代はロカボへ

Part 4 ロカボで食べるとやせるわけ

Part 5 なぜ、あなたのダイエットは失敗してきたのか

Part 6 そのダイエット法は○？●？

Part 7 やせるだけではないロカボの効果

装丁　ＩＳＳＨＩＫＩ
編集協力　佐藤誠二朗
ＤＴＰ　美創

口絵写真
Amanaimages Inc./123RF, jreika/123RF,
PaylessImages/123RF, Teri Virbickis/123RF,
margouillat/123RF, magone/123RF,
Igor Klimov/123RF, nitr/123RF

Part 1

どうやって
何を食べたらいいの？

「炭水化物抜き」は問題あり

「ロカボ」というのは、〝緩やかな糖質制限〟をする食事法のことです。現在のダイエットの大きな潮流になっている糖質制限をベースとして、誰にとっても安全で、効果が高く、そしておいしく楽しい食生活が送れるようにと考案したのが、ロカボです。

「炭水化物抜き」というダイエット法を聞いたことがあると思います。でも、糖質制限と炭水化物抜きの違いを、正確に把握されているでしょうか？　確かに糖質制限と炭水化物抜きは近い関係にあります。糖質を抑えて食べるとなぜやせられるのか、そのメカニズムについては追々説明していきますが、はじめに、炭水化物抜きとロカボの違いを簡単にお話ししておきたいと思います。

最初に広まったのは、炭水化物抜きでした。炭水化物を含む食べ物は、すべて警戒して抜いてしまおうというシンプルなダイエット法です。非常に分かりやすいのでブームとなりました。でも実は、炭水化物抜きというのは、やや問題がある食事法です。

炭水化物は糖質と食物繊維でできています。このうち、肥満につながるのは糖質だけで、食物繊維は消化を促し、むしろダイエットを手助けしてくれます。つまり炭水化物抜きと言ってしまうと、糖質だけではなく、役に立つ食物繊維までも抜くという意味になってしまうのです。それに「抜き」という言葉だと〝ゼロを目指す〟ということになりますが、ロカボの場合は、緩やかな糖質制限なので、極端にゼロに近づけるような糖質制限を推奨していません。そういう意味では、制限する対象と度合いが違うので、「炭水化物抜き」と「ロカボ」はまったく別の方法と考えてもいいでしょう。

ロカボ＝緩やかな糖質制限は、一食あたりの糖質量を抑えて食べ、一日の糖質摂取量を、決められた範囲内にするという考え方です。ロカボ食を実践すると、普通に食事をしたときの半分程度まで、糖質を抑えることになります。普通の糖質制限と違うのは、糖質の摂取量にこれ以上は減らさないように、という下限を決めていることです。糖質を完全に抜いてしまうのではなく、毎食、ある程度は食べるのがロカボです。

ロカボのもう少しくだけた定義は、「おいしく楽しく食べて健康になれる食事法」ということです。いくら健康になる、やせられるといっても、食べるのを我慢してばかりでは人生がつまらないものになってしまいますし、第一、なかなか続けることができません。おいしく楽しく食べるというのはとても大切なことですよね。

三食ロカボはとっても簡単

糖質というのは、お米やパン、それに麺類などのいわゆる主食系の食べ物にたくさん含まれています。もちろんそれぞれの食品によって、含まれる糖質量は違うものの、ロカボの食事法を一番わかりやすく言うなら、基本的に主食を通常の半分〜3分の1ぐらいまで減らすような意識で食べるということになります。

これから先の項目でまた詳しくご説明しますが、ロカボの定義を簡単に言うと、一食の糖質量を20〜40グラムに抑えて食べるということになります。ざっくり言うと、ごはんを通常の盛り方の半分、あるいは3分の1ぐらいにした上で、おかずをおなかいっぱい食べれば、それだけでロカボの基準値内の食事になります。

朝食はパンという人も多いでしょう。パンも同じです。食パンのトーストにしても、ロールパンにしても、全部食べるのではなく、半分〜3分の1だけ食べるようにします。またパンについては、糖質をあらかじめ抑えて作った低糖質パンという商品が販売されています。それだったら気にすることなく、通常と同じ量を食べることもできます。

でも、お米やパンを半分しか食べられないと、すぐにおなかが空いてしまうのではないかと心配になるかもしれません。

ロカボの食事法では、ここがとても大切なのですが、お米やパンを半分〜3分の1に減らしたら、それで終わりにするのではなく、ほかのものでおなかをいっぱいにするようにしていただきたいのです。

サラダでもお肉でもお魚でも、なんでもしっかり食べて大丈夫です。たんぱく質や油の量を気にする必要はありません。パンにはバターをたっぷり塗ってください。塗るどころか、バターは塊のまま、パンの上にのせるような意識で食べても構わないのです。

お分かりいただけると思いますが、ロカボの食事法は、これまでの食事から何かを完全に抜いたり、食事全体の量を減らしたりするものではありません。主食とおかずのバランスを変え、お米やパンの量を減らした分、おかずの量を増やして食べましょうという考え方です。

ロカボでは、基本的に食べられないものはありません。だから食事の楽しみが削られるということもありません。それで、健康的にやせていくことができるのですから、とても幸せなことだとは思いませんか？

ごはんがほしくなるのは塩分多すぎの証拠

ロカボのいちばん良いところは、食べ物のおいしさはそのままなので、食事の楽しみがなくならないということです。

主食の分量は減らさなければいけませんが、量が少なくなっても、ごはんやパンのおいしさそのものは変わらないはずです。

ただ、主食の量が減ると、いくらおかずをしっかり食べても、なんとなく物足りなさを感じるとおっしゃる方もいます。糖質制限がダイエットに有効だと聞いても、なかなか実行するところまでいけない方の多くは、主食が恋しいということを理由にしているのかもしれません。

そういう方のお食事を詳しく見てみると、多くの場合、おかずの味付けの塩分が濃すぎるようです。これは感覚的にピンとくるのではないでしょうか。塩からいものを食べると、あっさりしたお米やパンの食が進むものですよね。

また塩分が濃すぎる食べ物は、高血圧などの病気も誘発してしまい、ダイエット以前の問題もあります。お米やパンの量を減らすのがどうしてもつらいという人は、まず、おかずの味付けを見直してください。

おかずの塩分を減らした分は、油をしっかりと使うことで補いましょう。

47[*1]都道府県の栄養分析を行ったデータによると、油の摂取量が多い県では、塩分摂取量が少ないという結果が出ています。しっかりと油を使っておかずの味にコクを出し、減塩を心がけていただくと、おかずをしっかり食べることができますし、おかずさえしっかり食べれば、お米やパンが少なくて物足りないという感覚を予防できると思います。

たとえばラー油やスパイスなどをうまく使い、味の輪郭をはっきりつけるように心がければ、ごはんやパンが恋しいという感覚は減っていくものです。

また、低糖質の素材を使っているパンや麺類であれば、通常と同じ量を食べても、ロカボの基準値以内に収まります。いろいろな食品メーカーが、通常のものと遜色ない味ながら低糖質のパンや麺を開発して発売していますので、主食の量を減らすのがどうしても厳しい場合は、そういったものを取り入れるようにしてください。

どこで、何を買って食べればいい？

ロカボを実践するにあたって、どこで何を買って食べればいいのか、と聞かれることがあります。しかし、ここまで数ページ読んでいただいただけでも、この質問はあまり意味をなさないということが、お分かりいただけるのではないかと思います。

ロカボでは、いわゆる主食にあたるものの量に気をつければ、それ以外のものは基本的に、どこで何を買って食べても良いということになります。お買い物はこれまでと同じ、ご近所のスーパーなどで大丈夫です。

お肉であれお魚であれ、いわゆるメインディッシュにあたるようなおかずに関しては、まったく制限がありません。

お肉の種類は、豚でも牛でも鶏でも変わりありません。部位にしても、昔の健康食であればモモやササミがいいとか、鶏肉の皮は剥いだほうがいいなどという考え方がありました。でもロカボでは、サーロインでも霜降り肉でもカルビでもいいですし、皮や脂身がついていてもまったく構いません。その日の気分や味のお好み、あるいはスーパーでタイムセールをやっていたものにするとか、そんな感じで気楽に考えて、選んでいただければいいと思います。

主食の量を減らすということ、それに伴って、メインディッシュとなるおかずの量を増やし、おなかをいっぱいにするということ。ロカボの食事法でいちばん大切な、この2つについては十分ご理解いただけたと思います。

ただし、主食以外の食品でも、糖質が多いのでやや注意が必要なものがあります。代表的なのはイモ類、豆類、そして果物です。

これらは主食ではありませんが、糖質を多く含んでいますので大量に食べると、やはり体重に影響が現れます。

しかし逆に言えば、毎回の食事をするにあたって、主食とイモ類、豆類、また果物にさえ注意していれば、あとは何も考えないで食べても、基本的には問題がないのです。

カロリーは気にする必要なし

大事な部分を、おさらいしておきましょう。

おいしく食べて健康的にやせられる。

そんな理想的な食事法が、緩やかな糖質制限＝ロカボです。ロカボは、美しくやせたいと考えているすべての人におすすめできる食事法です。おそらく、現在考えられる中では最善の方法とも言えるでしょう。

ロカボの食事法は基本的に、主にごはんやパン、麺類などの量を減らすようにコントロールします。

糖質制限の話をすると、よく「お米を食べないのはつらいでしょ」という声を聞きます。でも、安心してください。食べられますよ。ロカボというのは、主食も完全に食べないわけではなく、量を減らすように調節しながら、いかに上手に食べていくかという食事法なのですから。

それに、主食を減らしたとしても、その分はおかずを増やせば満足できるのです。

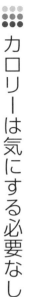

ロカボの食事法だったら、カロリーのことは気にせず、お肉やお魚などのおいしいおかずを、おなかいっぱいになるまで食べても大丈夫。単純に言えば、糖質が多い主食を減らした分は、おかずを十分食べることで補えばいいのです。

昔から、体にいい食事の仕方として、〝腹八分目に抑えなさい〟と教えられてきたと思います。これはまさに制限です。

ロカボの考え方は、腹八分目に抑える必要はなく、おなかいっぱいと感じるまで食べていいというものです。腹八分目に制限することなく、満腹まで食べてもいい、という意味で無制限という表現をしています。

断言しましょう。ほとんどの人はおなかいっぱいになるまで食べても、決して太ったりはしません。満腹中枢という言葉を聞いたことがあると思いますが、人間の体は、自然と食べてもいい量を感じ、ストップをかけてくれます。

ぜひ食事はおなかいっぱいになるまで楽しんでください。ただし、そこには「糖質を基準以下に抑えながら」という条件がつきます。

食べるなら白いごはんよりチャーハン

油も無制限でOKです。油をたっぷり摂ったとしても、太ることはありません。油というと、食べたらそのまま体の脂肪になるのではないかというイメージを持つ人が多いようですが、まずそれが誤解です。

また、ダイエット云々の前に、油は動脈硬化などの病気につながるという、悪いイメージで見られがちでした。でも実は、これもまったく逆で、本当は油を摂ったほうが動脈硬化になりにくいのです。油を控えたグループと、油を積極的に摂ったグループで、動脈硬化症の発症率を比較した研究があります。[*2] その結果は、油を積極的に摂ったグループの方が30パーセントも発症率が低いというものでした。

油を積極的に摂ったグループというのが、どのくらいの量を食べていたかというと、一日にナッツ一つかみ程度、もしくはオリーブオイルを週に1リットルほどでした。

どうでしょう？　こんなにたくさんの油を、食べることはありますか？　普通に生活している日本人には難しいと思います。だから、日本人は健康のためにむしろ、もっともっと油を摂るべきなのです。

そして、これもまた驚かれるかもしれませんが、ごはんを食べるのだったら、ただの白いごはんではなく、チャーハンや卵かけごはんにするといいのです。

もちろん、白いごはんよりもチャーハンや卵かけごはんの方が、栄養価は高くなります。これまで当たり前と思われていた考え方であれば、太りやすいのではないかと疑われると思いますが、実は逆なのです。お米には糖質がたっぷり含まれています。そして同じ量のお米を食べるのなら、糖質だけではなくほかの栄養素も一緒に摂ったほうがいいのです。つまり、白いごはんよりもチャーハンや卵かけごはんのほうがいいというわけです。

これが分かると、豚骨ラーメンの食べ方も変わってきます。これまでの考え方では、油がたっぷり入ったスープを警戒し、飲まずに残していた方も多いと思います。そのかわり、麺の替え玉を頼んで満足する……。

ロカボの考え方からするとこれはまったく逆です。糖質の多い麺は、注文するときに半玉にしてもらい、その代わりにチャーシューやネギのトッピングをしてもらい、たんぱく質と食物繊維をプラスすればいいのです。

そしてスープをしっかり飲めば、油もたっぷり摂れて十分満足できるでしょう。

油はダイエットの強い味方

油に関してはとにかく、ダイエットを考えている方はぜひ積極的に摂っていただければと思います。

植物性でも動物性でも、これが悪いという油はほとんどありません。特に動物性の油は、日本人に関しては悪いと示唆するものが何もありません。

油は間違いなく、ロカボによるダイエットの効果を後押しする働きをしてくれます。

その一方で、いま盛んに「健康に良い」とか「ダイエットに効く」とされている特定の油が、本当に突出して効果が高いのかというと、やや疑問符がつくものもあります。

たとえば、エゴマ油や亜麻仁油が、ほかの油と比べて特に良いのかと言われると、はっきり証明された根拠は見つかりません。

油のなかでは、オリーブオイルは確かにその効果を証明した論文が数多く存在します。オリーブオイルというのは、地中海沿岸に住む人たちにとっては生活を支える主要産物ですので、多少バイアスがかかっているのかもしれませんが、いまのところは、もっとも積極的に摂るべき油であるということになります。

ブームになっているココナッツオイルは、単独で増やしたとしても、そのほかの油以上の効果を期待できるものではありません。

ココナッツオイルは糖質を控えながら摂ると、体がケトン体という物質を多く作るようになります。このケトン体は脳細胞に有効に働くとともに、食欲の抑制効果が出てきます。

しかし、糖質制限と併用せず単独で摂ったときはケトン体は出てきませんし、ダイエットや便秘解消もほかの油を超える効果は期待できません。

どの油も同様ですが、ココナッツオイルの効果を期待するのであれば、必ずロカボの食事法とともに取り入れていただければと思います。

糖質の多いものを食べると、かえっておなかが空く！

人間が空腹や満腹を感じるのは、ホルモンの働きによるものです。

あえて単純にいうと、空腹感はグレリンというホルモン、満腹感はペプチドＹＹというホルモンが分泌されることによってもたらされます。

このホルモンの分泌量と、食事の質の相関関係を調べた研究があります。[*3]それによると、糖質の多いものを食べていると、朝食を8時に食べていても、12時の昼食前にグレリンがぐんと増え、ペプチドＹＹは朝食前よりも減ってしまっているということが分かります。ちなみにこの傾向は、肥満の人ほど強く出ました。糖質の多い朝食を食べることによって、朝食を食べる前よりもおなかが空いていると感じるようになるのです。

一方、たんぱく質の多い朝食を摂ると、グレリンは次の食事前までずっと低下し続け、逆にペプチドＹＹは増えたままなので、おなかが空いたと感じることが少ないのです。

さらに、脂質の多い朝食を食べた場合、昼食前のグレリンの量は、太っている人では上がっていますが普通体重の人は落ちたまま。ペプチドＹＹは高いまま保たれています。

つまり普通体重の人は、ほとんど空腹を感じていないということになります。

このことから、空腹感を引き起こさない食事法としては、高脂質食、あるいは高たんぱく質食が効果的で、高糖質食はいちばんおなかが空きやすくなってしまうということが分かります。

また別の研究では、料理や飲み物をお砂糖で味付けしている人たちは、満腹と感じるまで食べきったときの摂取カロリーが5週目、10週目と時を追うごとに増えていきますが、人工甘味料を使っていると変わらないということが明らかになっています。糖質が多い食事を続けると、満腹感が得にくい体になっていくということ、お砂糖を人工甘味料に変えるだけでそれを予防できるということが分かるのです。[*4]

参考文献

＊1　泉妃咲ら　第58回日本糖尿病学会　下関
＊2　N Engl J Med 2013, 368, 1279-1290
＊3　J Clin Endocrinol Metab 2009, 94, 4463-4471
＊4　Am J Clin Nutr 2002, 76, 721-729

Part2

ロカボの食事、実践編

パンやごはんを我慢できなくなったら

ロカボな生活を始めたとします。基本はご飯を半分、おかずをたっぷり、お菓子や果物は極力控えめに、ということになりますが、人間、ときにはどうしても糖質がたっぷり入ったものを食べたくなることもあるでしょう。

そこは我慢のしどころと、精神力で耐えるというのももちろん素晴らしいのですが、あまり我慢をしすぎると、破たんしてしまう可能性もあります。

ではどうしたらいいのでしょうか?

食べればいいのです。

ただしその際は、量のコントロールをするか、質のコントロールをしなければいけません。

質のコントロールというのは、同じ食品であっても低糖質な材料で作られているものを選ぶということです。拙著『ロカボバイブル』でもいろいろとご紹介していますが、最近では国内のトップクラスの食品メーカーが、こぞって低糖質の食品開発に力を入れています。味のクオリティはそのままに、糖質量をぐんと少なくすることに成功したそれらの商品は、パッケージに低糖質であることを大きく謳っていますので、探すのは難しくないと思います。

また、2016年6月からは、私が主宰している「食・楽・健康協会」が認定したロカボな商品には、それを示すマークを貼って販売するという試みが始まっています。この先、ロカボの考えが普及するにしたがって、低糖質の商品はどんどん見つけやすくなってくると思います。

量のコントロールのほうはもっと簡単です。お店で販売されている食品は、パッケージに必ず成分表が記載されています。その中で「炭水化物」と記載されたグラム数に注目しましょう。厳密には糖質量とイコールではありませんが、目安になります。

ロカボで許容される一食あたりの糖質量は20〜40グラムです。

一例を挙げると、某ランチパックは2枚でワンパッケージですが、全部で約30〜45グラムの炭水化物があります。それを全部食べてしまったら、それだけで一食分の糖質量をオーバーしてしまいますので、食べるのだったら一食では1枚だけに抑えるようにすればいいのです。そして、お肉やお魚、野菜をたっぷりと。

炭水化物表示を目安に計算

さらにもう一つの方法をご紹介しましょう。

ロカボの考えを広めたいと願っている私にしても、実は甘いものが大好きです。朝ごはんは、だいたいいつもポトフとエクレアだといえば、私の甘党ぶりがお分かりいただけるでしょうか。

それでも十分にロカボな朝ごはんだと言うことができます。通常のエクレアの糖質量は20グラム程度です。パンの代わりにエクレアを食べているので、あとはポトフの中のニンジンやジャガイモに含まれる糖質を加えたとしても、ロカボの規定値である40グラム以内にしっかり収まっているというわけです。

また、私の妻はお煎餅が大好きです。でもお煎餅もまた、糖質が非常に多い食べ物です。妻はお煎餅を食べたくなったら、昼食をお米抜きにして、その分をお煎餅に置き換えるようにしています。

どうしてもビールをがぶ飲みしたい日もあるでしょう。普通の350ccのビール1本には、約10グラム強の糖質が含まれています。だから、食前にビール2本を飲んだ日は、主食の代わりにビールで糖質を摂ったと考えて、ごはんは抜きにしてみます。ちなみにビールは、各メーカーから糖質オフなのにおいしいものがたくさん発売されています。それを飲めば、ビールを楽しみながらも、さらにちゃんとごはんも食べることができます。

このように、どうしても糖質の高いものを食べたり飲んだりしたいときは、本来の食事で摂るはずだった糖質量を考えて、そこを置き換えればいいのです。これは、糖質を完全に断つのではなく、下限を決めて、毎食一定量以上は食べることを前提にしたロカボだからこそできることです。

こうした置き換えをするためには、食品に含まれる糖質量を把握することが大切です。パッケージの裏側に示されている成分表の炭水化物表示を見て、これだったら、ごはんを抜けば食べられるとか、ごはんを食べたとしても40グラム以内に収まるな、といった感覚を身につけていければ万全です。

おいしく根菜を摂る方法

イモ類やカボチャに次いで、糖質が高い野菜がレンコンやゴボウなどの根菜類です。レンコンもちのような一見、ヘルシーに思われがちなメニューが、意外と糖質が高いということに驚かれる人もいるようです。

確かに葉物野菜に比べると、根菜類には糖質が多く含まれています。しかし、主食系の食品に含まれる糖質に比べたら、その量はそこまで気にする必要はありません。なぜならば、ニンジンを一食で3本食べる人はいないし、ゴボウ1本まるまる食べる人もいないでしょう。常識的に考えて、ありえないことはそこまで神経質に考える必要はないのです。そこが、極端な糖質制限とロカボの大きな違いです。

それでも、ニンジンのラペサラダだと2本ぐらいは食べちゃう……、とまだ心配されるかもしれません。でも、ラペサラダだけ食べて食事は終わり、という人もいないのではないでしょうか。ラペサラダと一緒に、糖質の少ないお肉やお魚など、ほかのおかずを一緒に食べて、たんぱく質や油をしっかり摂っているのであれば、問題はありません。

もっと安心したい方は、ニンジンだけのラペサラダではなく、半分をカリフラワーなどの糖質の少ない野菜にすれば大丈夫です。

このように、たとえ糖質が少しくらい多い食材であっても、食べ方や料理の工夫さえすれば食べられるのがロカボです。

たとえば、次に流行ると言われている野菜ヌードルなどというのも、とても面白いお料理です。ズッキーニやダイコン、ニンジンなどを細く切り、パスタの代わりにして、カルボナーラやジェノベーゼにして食べるというものです。

普通のパスタと比べたら、ズッキーニもダイコンもニンジンも糖質ははるかに少ないので、ロカボ生活に取り入れられそうなアイデアだと思います。

これを応用し、野菜ヌードルの豚骨ラーメンなんかも作れたら、とても面白いですね。

トンカツ定食だって大丈夫

前の章でラーメンの食べ方に触れましたが、ロカボ生活を送る上で外食はどうしたらいいでしょうか。

まず言えるのは、糖質制限についての理解が進んでいるいま、ロカボなメニューを提供するレストランがどんどん増えてきているということです。拙著の紹介となりますが、2012年に幻冬舎から出した『奇跡の美食レストラン』、また同じく幻冬舎から2015年に出した『ロカボバイブル』では、ロカボの考えに合致するメニューを用意したレストランを、数多くご紹介しています。ハレの日の高級レストランから、普段使いのハンバーガーショップまで幅広く紹介しているので、ご一読いただければ、外食でも無理なくロカボの食事法をまっとうできるということが分かると思います。

両書でご紹介したレストランは東京・大阪が中心ですので、そう簡単に行けない方もいらっしゃいますよね。

でも、実は近所の定食屋さんでも、ロカボな食事をすることは可能なのです。

たとえば、定食屋さんでトンカツ定食を食べるとしましょう。残すのはもったいないので、注文するときにあらかじめ「ごはんは半膳にしてください」とお願いします。

ごはんを半分にすると、物足りなくなる可能性があります。そんな方はサラダやおひたし、冷奴などの小鉢を、単品で一つ付け加えて注文するといいかもしれません。

さて、トンカツ定食がテーブルに運ばれてきました。ごはんはちゃんと半膳で、小鉢の冷奴もついています。この中で糖質はどこにあるでしょう。付け合わせのキャベツの千切りなどはもちろん、ほとんど問題ありません。トンカツのお肉も大丈夫です。確かに、衣の部分は糖質です。でも、カツの衣程度の量でしたら、そこまで気にすることはありません。衣を外してお肉だけを食べるなどという味気ないことはしなくても大丈夫です。

ただし、トンカツにつきもののソースは、かなり糖質の多い調味料です。お皿の上のトンカツすべてにソースをかけるのではなく、3分の1をソース、残りは塩やポン酢で食べるというのはいかがでしょう?

外食の一例としてトンカツ定食を挙げましたが、焼き魚定食でもハンバーグ定食でも生姜焼き定食でも、要領は同じです。糖質が多い食品を見分けられるようになったら、それを意識的に減らし、ほかのものを増やして補うという食べ方をすればいいのです。

ファストフードも食べられます

ダイエットをするのなら、ファストフードなんかもってのほか、と思われるでしょう。でも、これも考え方次第。ロカボならファストフードも食べることが可能です。

たとえば、ファストフードの代表格、ハンバーガーで考えてみます。

ハンバーガー1個に含まれる糖質は、おおよそ30〜40グラムです。これだけで一食分の糖質量を満たしてしまいます。

さらに、セットにしてフライドポテトとコーラのMサイズをつけると、全部で120〜130グラムとなり、大幅にオーバーしてしまいます。かと言ってバンズを外したり、半分だけ食べて後は残すのでは味気ないものです。

それでは、どうすればいいのでしょうか?

最近のファストフードは、セットのサイドディッシュを選べるようになっている店が増えています。ポテトはやめてサラダにし、その代わり、可能であればチーズを増量、飲み物はコーヒーやお茶、0カロリー炭酸飲料などを飲むというのではいかがでしょう。

そうすれば、ハンバーガーを丸ごと1個、食べることができます。

ハンバーガーの中身——お肉の量が多くても、卵が挟まれていても、糖質は増えません。たとえばがっつり食べたいなと思ったら、チーズバーガーや、お肉もチーズも増量されているものなど、中身にボリュームがあるハンバーガーにすればいいのです。

でも、サイドディッシュのナゲット類はやや注意が必要です。ナゲットそのものよりも、バーベキューソースなどに糖質が多く含まれているからです。

最近、フレッシュネスバーガーでは低糖質のバンズを使ったハンバーガーを発売しています。

チェーン店以外では、東京の恵比寿にあるブラッカウズというハンバーガー屋さんでも、低糖質メニューを用意するなど、ロカボの範疇《はんちゅう》で楽しめるハンバーガーのお店は続々と増えてきているようです。

スイーツの楽しみ方

従来のダイエットでは、とかくスイーツは目の敵にされていました。油やバターなどがたっぷり使われていて、カロリーが高いからです。

でも、ロカボの観点からすると、生クリームや卵、バターなどは怖いものではありません。もちろん、スイーツには砂糖などの糖質も含まれていますので、その量は気にしなければいけませんが、絶対に忌避するべきものということではないのです。

たとえば市販の板チョコで考えてみましょう。チョコレートはカロリーの高い食べ物ですが、普通の板チョコだったら1枚で糖質は40グラム程度です。丸々1枚食べてしまったら、食事一食分の上限にあたる糖質を摂ってしまうので多すぎですが、ちょっと息抜きに少量ずつ食べるのであれば、ロカボ的にはまったく問題はありません。

またチョコレートでも低糖質で作られた商品がいろいろ発売されています。裏側の成分表を見て、糖質の少ない商品であればもっとたくさん楽しむことができるでしょう。

ハーゲンダッツのアイスクリームなどは、ミニカップ1個で280キロカロリーほどありますが、糖質は20グラムにすぎません。やはり1個丸ごと食べるとロカボの観点からも多すぎではありますが、半分ずつ食べるのであれば、毎日食べても問題にはならないのです。

このように、いままでカロリーが高いからと思って敬遠してきたスイーツ、特にリッチな味のものなどには、バターや生クリームが多い反面、意外と糖質は少ないものがたくさんあります。そういうものをうまく探していけば、ダイエットをしながらスイーツを十分に味わっていくことができるのです。

また、最近はケーキメーカーや一流のパティシエが、低糖質スイーツの開発に力を注いでいます。

低糖質スイーツは、糖質の少ない人工甘味料を使用しています。味はいずれも、砂糖を使ったものと遜色ないおいしさで、低糖質であることを忘れてしまうような味わい深さです。スイーツを思いきり食べたいときには、ぜひ、そういうものに注目してください。

自分で低糖質のスイーツを作るのもおすすめです。人工甘味料さえ使えば、糖質ゼロのオリジナルスイーツを作ることができますので、自分好みのロカボスイーツ作りにトライしていただけたらと思います。

人工甘味料は危険じゃない

甘いもの好きな人がロカボ生活を実践するにあたり、強い味方になってくれるのが人工甘味料です。糖質がまったく含まれていないか、非常に抑えられている人工甘味料は、食べても太る心配がありません。

人工甘味料を使ったドリンクを飲んでダイエットをするグループと、水を飲んでダイエットをするグループとを比較した、信頼できる実験があります。[*5]結果は人工甘味料のドリンクを飲んでいたグループのほうが、体重の減量効果は高いというものでした。

その一方で、人工甘味料は危険なのではないかと心配される人が多いのも事実です。発ガン性があるなどとたびたび噂されるので、意識の高い人ほど、人工甘味料は口にしないと決めているかもしれません。しかしそれは杞憂です。現在、日本で認可され、食品に使用されている人工甘味料には、心配されるようなものはまったくありません。

たとえば、現在、日本で一般的によく使われているエリスリトールは、果物や発酵食品から抽出された天然由来の甘味料で、カロリーゼロの上にきわめて安全な食品です。

アメリカ、ヨーロッパの医薬品庁は「上限量を設定する必要がない」としているほどです。ほかにも天然由来の羅漢果エキスには上限量の設定がなく、また、アスパルテーム、スクラロース、サッカリンなどの人工甘味料も現時点で心配はありません。

確かにサッカリンについては、オスのラットに投与すると膀胱ガンが好発するという報告があります。ただし、同じ実験でメスのラットでは起こりませんでしたし、オスのマウスでも起こりませんでした。当然、人間でも起こりません。[*6]それが分かったので、アメリカで一旦販売停止になったサッカリンは、そののち販売を再開しているのです。

アスパルテームやスクラロースといった人工甘味料には、一日で摂ってもいい上限が設定されています。これはアメリカとヨーロッパの許認可庁に出されたいくつかのデータから定められたものです。その数値をもとに考えると、これらの人工甘味料を含む缶ジュースだったら、一日15～25本までが安全圏になっています。

1日15本の缶ジュースです。こんなにたくさん飲む人は、まずいないでしょう。

砂糖を使った缶ジュースを一日15本も飲めば、間違いなく相当な高血糖になり、肥満や糖尿病の危険は、恐ろしいほど上がるはずです。砂糖よりも人工甘味料の方が、ずっと安全な食品であると言って問題ないと私は考えています。

果物は要注意!

果物の話をしましょう。

果物は全般的に低GIだから、健康的でダイエットにも効果あり、と思われてきたようです。低GIというのは、肥満と大きな関連性のある血糖値（血液中のブドウ糖の量）を上げにくい食べ物です。また「朝の果物は金」「果物で医者いらず」なんていう言葉もあり、ヘルシーな食べ物だと思っている人も多く、最近は健康のため、またはやせるために、朝は果物だけしか食べないという人もいるようです。

しかしこれは、危険と言ってもいい食事法です。

たいていの果物には、たくさんの糖質が含まれています。特に最近の果物は、甘くておいしいですよね。消費者の求めに応じて、甘味を増す方向に品種改良がされているためです。だから現代の果物は、ほとんどお菓子と考えたほうがいいのです。

それではなぜ、血糖値が上がりにくいのでしょうか。それは、果物の甘さの元に果糖が含まれるからです。果糖は体の中に入ると、肝臓で10～20パーセントだけ、ブドウ糖に変換されますが、残りは果糖のままで血中を回ります。血糖値は血中のブドウ糖の量を計測した値です。つまり果糖が中心である果物は、糖質たっぷりであるにもかかわらず、食べてもあまり血糖値が上がらないというからくりです。一方で果糖は体内で中性脂肪に変化して内臓にくっつき、脂肪肝などを引き起こします。脂肪肝になると、血糖を下げる役目のホルモンである、インスリンの働きが弱くなってしまいます。つまり果物は、短期的に見ると血糖値が上がらないので健康的なようですが、長期的に見ると危ないのです。

果物は質を変える方法がないので、量のコントロールしかありません。間食として考えるなら、摂れる糖質量は10グラムまでに抑えなければなりません。それでも、イチゴだったら4~5個は食べられます。リンゴは1個30グラムほどの糖質がありますので、3分の1個程度。ミカンだったら、1個食べても大丈夫。

フルーツは健康だという妄信は捨てた上で、おやつと思って食べればいいのです。

ドライフルーツは、より注意が必要です。小さくなっているから、その分、糖質が減っていると思う人がいるかもしれませんが、濃縮されているだけで、糖質量はまったく減っていないのです。同様に、100%のフルーツジュースも濃縮されていて糖質がとても高いので、量に注意してください。

お酒は何を飲めばいい？

お酒に関してはまず、その製造法に着目する必要があります。ウイスキー、焼酎、ジン、ウォッカなどは、製造の過程で一度、高温にして混合物を蒸発させて作る、蒸留酒というお酒です。蒸留酒にはもともと、糖質がまったく含まれていませんので、ロカボ生活を送っていても、安心して飲むことができます。

一方、醸造酒に区分されるお酒には、糖質が含まれています。ですが、比較的糖質が多い日本酒であっても、1合に含まれるのは、せいぜい8～9グラムほどの量です。それならば、食事の方をコントロールしてお酒を飲む分を空けておけば、十分に楽しむことができるはずです。主食を抜いたら2合程度までは楽しめるという計算になります。

醸造酒の中でも、糖質が少ないものがあります。ワインです。シャンパンでも白でも赤でも、グラス3杯飲んだとしても5グラムもいきません。ワインであれば、ロカボを実践していても、あまり気にせずに楽しんでいいと思います。ただしデザートワインや貴腐ワイン、アイスワインは非常に多くの糖質を含むので、注意しましょう。

ビールや発泡酒にも糖質が含まれます。しかし最近では、低糖質あるいは糖質70％オフ、さらに糖質ゼロを実現した発泡酒なども多数発売されています。ビール好きの方は、そういう商品を選ぶのも一つの方法です。

日本酒も、実はすでに低糖質、あるいは糖質ゼロの商品があります。いまや低糖質のお酒がもっとも売れ筋の商品となっているので、酒造メーカーは開発に大きな力を注いでいます。競争も激しいため、どんどんおいしくなってきていますし、お酒に関する心配はこれからますます少なくなると思います。

ロカボフーズの最新情報を手に入れる

ロカボな食事法を実践するためには、食べるものの質か量をコントロールすればいいということをご理解いただけたと思います。

そのうち、質のコントロールのために必要なのは、低糖質の商品を見極め、それを選んで食べていくことです。

一般食品もスイーツもお酒も、ロカボの定義に収まるような、低糖質なのにおいしい商品が、いま、次々に開発されています。

でも、そんな〝ロカボフーズ〟を、食品売り場の大量の商品群の中からどうやって見つけ出せばいいのか、というのはロカボ生活を行う上でのリアルな問題だと思います。

先にお伝えしたように、2016年の6月から、私たち食・楽・健康協会が認定したロカボフーズに、含まれる糖質量を明記したマークを付けての販売が始まることになりました。買い物する際に、このマーク付きの商品を探すようにしていただけたらと思います。

同じタイミングで、ロカボの情報がまとまった新しいサイトができました。

「ロカボ」公式ホームページ　http://www.locabo.net/

ロカボフーズやロカボメニューのあるレストラン紹介など、最新の情報を提供していきます。

また、食・楽・健康協会のホームページでは、ロカボの基礎知識をお伝えしています。

食・楽・健康協会ホームページのURLは、http://www.shokuraku.or.jp/です。

今後はフェイスブックなども使って、情報発信に力を入れていく予定ですので、ぜひ、それらを通して、ロカボフーズを知っていただき、購入していただければと思います。

参考文献

＊5　Obesity 2014: 22, 1415-1421
＊6　JAMA 1985, 254, 2622-2624

Part3

時代はロカボへ

あらためて、糖質とはなんでしょう

糖質のことを少し詳しく見ていきましょう。

食べ物には様々な栄養素が含まれています。でも、人間が活動するのに必要なエネルギーになるのは3つだけ。炭水化物、脂質、たんぱく質、いわゆる三大栄養素と呼ばれるものです。

このうち炭水化物は、1グラムあたり4キロカロリーのエネルギーを持つものと、持っていないもので構成されています。4キロカロリーのエネルギーを持つものは〝糖質〟、持っていないものは〝食物繊維〟と呼ばれます。糖質と食物繊維はともに炭水化物であり、持っているエネルギー量が違うために分類される、と考えればいいのです。

「糖質」と似た言葉に「糖類」があります。この2つの言葉を混同している人は多いようです。

少し難しい話になってしまいますが、糖質と糖類の違いについてご説明しましょう。

糖質は、多糖類、オリゴ糖類、二糖類、単糖類、そして糖アルコール類の5つに分類されます。単糖類というのはブドウ糖や果糖、二糖類はいわゆる砂糖（ショ糖）、麦芽糖などで単糖類が2個くっついたものです。多糖類の代表格はでん粉です。植物が作る多糖類がでん粉、動物が作る多糖類がグリコーゲンです。

そしてこれらの糖質のうち、二糖類と単糖類だけが糖類と総称されます。二糖類と単糖類はいずれも、口に入れると甘く感じます。一般的に、「糖＝甘い」と連想されるのは、この糖類のことなのですね。

糖類というのは、糖質という大きなくくりの中で、口に入れると甘いもの。この分類さえ分かれば、たとえ〝糖類ゼロ〟であっても糖質過剰になることがあるということもお分かりいただけると思います。糖質を控える＝甘いものを控える、とはならないのです。たとえば、お煎餅などは甘味がなくても、多糖類であるでん粉がたくさん含まれているので、糖質が非常に多い食品ということになります。

糖質を多く含む食品は、ごはん（米）、パンや麺類（主に小麦）、イモ類、カボチャ、大豆以外の豆類、お菓子、果物などです。逆に糖質の少ない食品としては、肉、魚、大豆製品、イモとカボチャ以外の野菜、ナッツなどが挙げられます。

調味料では砂糖に加え、片栗粉やみりん、ハチミツなどに糖質が多く含まれています。

必要な分だけ糖質を摂る

人類の歴史を見てみると、狩猟採集の時代から農耕の時代に移ったとたん、人口が急に増えているということが分かります。農耕によって作れるようになった米や小麦、トウモロコシなどの作物の中には糖質がたっぷり含まれています。

糖質というのは、生き物にとって、とても効率のいいエネルギー源なのです。それを手に入れることができたので、人類は飛躍的に数を増やすことができたのだと推測されています。

文明が発達する前、人間はいまよりもたくさん体を動かしていました。そのためには多くのエネルギーが必要だったのでしょう。必然的に糖質を多く含む食品を主食に選んできたのだと考えられます。

お米やパン、麺類などの主食系の食べ物に加工され、口から体の中に入った糖質は、血液の中でブドウ糖になります。地球上で暮らすあらゆる動物は、エネルギー源としてこのブドウ糖を使います。もちろん、人間も同じです。

血液中のブドウ糖のことを血糖といいます。また、血糖がどのくらいの量であるのかは、血糖値という数字で表されます。

血糖の量が増えると、すい臓からインスリンというホルモンが出てきて、体がブドウ糖をエネルギーとして利用できるように働きます。このとき、エネルギーとして全部使い切れたらいいのですが、インスリンは、ブドウ糖が余ってしまうと、今度は脂肪として体の中に蓄えておくように働きます。

昔の人たちは、体の中にできたブドウ糖を、一日動くことで使い切り、うまくバランスが取れていたのだと思います。でも文明が発達した現代に生きる人間は、体をあまり動かさなくなったので、エネルギー消費量が少なく、体の中でブドウ糖がダブつき、脂肪として蓄えられる割合が多くなったのです。

また、狩猟採集の時代、糖質を摂取できるのは木の実が生る秋ぐらいだったので、食べ物がとれなくなる冬に備えて、糖質を体脂肪に変えて蓄えようとするのが人間の本来の反応なのだ、という研究者もいるようです。

いずれにしても、現代の私たちは、体が必要とする以上に糖質を多く摂りすぎているのです。

血糖値と肥満の関係

血糖値というのは血液中のブドウ糖の濃度のことです。健康な人の場合、食前で70〜110mg／dℓぐらい、食後では70〜140mg／dℓぐらいに保たれています。20代の若者の血糖値を測ってグラフにしてみると、24時間ほとんどフラットです。糖質を口にしても、インスリンが素早く出るので、血糖値があまり上がらないのです。40代ぐらいになってくると、健康な人でも食後の血糖値が130mg／dℓぐらいまで跳ね上がるようになります。でも、だいたい2〜3時間もすると、元のレベルに戻ってきます。グラフで見ると、24時間ほとんどフラットですが、食後にわずかな波が3つあるという状態です。

しかし糖質の摂取量が多く、それを処理しきれない人だと、食後血糖値が大きく上がり、グラフも大きく波うったものになります。血糖値が高くなると、体は処理するためのインスリンを後からいっぱい出さなければなりません。大量のインスリンが脂肪細胞のエネルギー取り込み口をどんどん開くので、その結果、太りやすくなるのです。

脂肪が増えると、今度は困ったことにインスリンの効きが悪くなっていきます。すると体は、効きが悪くなった分をカバーするために、前よりもたくさんのインスリンを出すようになります。大量のインスリンは、またまた脂肪を溜め込ませる働きをします。太ってインスリンが効きにくくなると、すい臓がインスリンを大量に出し、ますます太りやすくなるわけです。そしてさらに太っていくのですから、たまりません。

このような悪循環に陥ると、すい臓はインスリンを作り続け、出し続けることで疲れ、やがてインスリンを少ししか作れなくなってしまいます。そうすると血糖値を十分に下げられなくなってしまいます。これが糖尿病です。

それでは血糖値を上げないようにするにはどうすればいいのでしょう。血糖値は、食事として糖質を食べたときだけ上がると考えて、ほとんど間違いありません。脂質やたんぱく質などのその他の栄養素は、基本的に食べても血糖値を上げることはありません。

それならば話は簡単です。糖質を食べる量さえ減らせば、血糖値は上がりにくくなるということなのです。これがすなわち、糖質制限の考え方です。糖質制限食は、毎回の食事に含まれる糖質の量を体が燃やしきれる適正な量にしようというものです。そうすれば間違いなく、血糖値を低く抑えることができ、肥満を防ぐことができるのです。

時代は糖質制限からロカボへ

糖質制限という言葉は、ここ数年でとても有名になりました。でも、まだまだ正確に理解している人は少なく、類似する言葉と混同されているようです。

「糖質制限」に類似する概念および言葉は、「低糖質」「炭水化物抜き」そして「ロカボ」です。いずれも血糖の上昇を抑え、ダイエットにつながる食事法です。

炭水化物というのは、糖質と食物繊維を足したものです。糖質とは違い、食物繊維は決して控えるべきではないので、「炭水化物抜き」という言葉はあまりよくありません。

それでは「糖質制限」ではどうかということになります。食物繊維は制限せず、糖質のみを減らすという意味になるので、だいぶ正確になりました。ですが「制限」という言葉は、どうしてもネガティブな印象を与えてしまうので、特に食品メーカーなどではあまり使いたくない用語です。そこで「低糖質」という言葉に置き換えればいいのではないかという考えが出てきます。しかしこれに近い言葉で、消費者庁が定める「低糖類」という言葉があるので厄介です。54～55ページで触れたとおり、糖類というのは糖質の一種で、簡単に言うと、口に入れたときに甘いと感じるものです。「低糖類」というのは、その糖類が食品の重量100グラムあたり5グラム未満であるという定義です。

糖類も糖質の一種ですが、糖質はそれだけではありません。特に糖質制限では、でんぷんのような甘くない糖質のコントロールも重要な問題になります。ところが「低糖類」という言葉と混同され、ともすると100グラム中の糖質が5グラム未満でなければ、低糖質とも謳えないのではないかという誤解が生じます。たとえば、100グラムのケーキの中の糖質が6グラムだとすれば、それは十分に低糖質ですが、重量的に条件を満たしていないので「低糖類」と言ってはいけないのです。

コンプライアンスを重視する食品メーカーほど、消費者庁の定めた「低糖類」という言葉の定義に準じようとするので、「低糖質」という言葉は敬遠され、せっかく質のいい食品が特長をアピールできないという事態になってしまいます。

そういうわけで、これまでにはない別な言葉の必要性が高まりました。低糖質を英訳した「ローカーボハイドレート」、またはそれを略した「ローカーボ」でもいいのですが、これだと学術用語的で、ちょっと敷居が高く感じられてしまいます。

そこで私たちは新たな言葉を作りました。それが「ロカボ」です。

ロカボは〝緩やかな〟糖質制限

「ロカボ」には、普通の「糖質制限」や「ローカーボ」には含まれない意味もあります。それは〝緩やかな〟糖質制限であるということです。一食あたりの糖質量を20〜40グラムに抑え、それとは別に間食として一日10グラムまでのスイーツも食べて、一日の糖質摂取量を、トータルで70〜130グラムにしましょう、という考え方です。

現在の日本人は平均的に、一食あたり平均90〜100グラム、一日では270〜300グラムぐらいの糖質を摂っているので、ロカボ食だと、普通の食事の半分弱になるまで、糖質を抑えるという感覚になります。

ロカボを行うときは、この数字をある程度意識はしていただきたいのですが、毎食、厳密に数値を守らなければすべてが水の泡ということではありません。多少オーバーしたとしても、それでダイエットが台無しになるということはありません。

ロカボが普通の糖質制限と違うのは、糖質の摂取量に下限を決めていることです。糖質を完全に抜いてしまうのではなく、毎食、ある程度は食べてほしいのです。下限を決めない極端な糖質制限を行うと、血糖値は低くなりますが、飢餓状態に入ったと認識した体が安全弁的な機能を働かせ、ケトン体という物質を作り出すようになります。このケトン体は脳のエネルギー源になるのですが、作られることによって、血管に障害が起こる可能性もあります。

極端な糖質制限の推奨派の中には、胎児はケトン体を主たるエネルギー源にしているのだから、問題ないと主張される方もいます。しかし発育の悪い胎児と普通の胎児を比較した先行研究からすると、発育の悪い子は血糖値が低く、ケトン体が高いということが分かります。[*7] そもそもケトン体を産生する食事の際にどんなことに注意すべきかは、国際ケトン食研究グループから医療従事者に勧告されています。[*8] 一般の方が医療従事者のモニタリングを受けずにそうした治療を実践するのは控えるべきだと思われます。

それに、極端な糖質制限を行うと食べられるものの幅がとても狭くなってしまい、食事の楽しみが減ってしまいます。ロカボの定義に従えば、食べられるものの幅はぐんと広くなります。ロカボのもう少しくだけた定義は、「おいしく楽しく食べて健康になれる食事法」。いくら健康になるといっても、食べるのを我慢してばかりでは人生がつまらないものになってしまいますし、第一、なかなか続けることができません。

糖質制限はこうして始まった

糖質制限の食事法を世界で初めて実践したのは、アメリカ人医師のバーンスタイン先生という人です。バーンスタイン先生はご自身が1型糖尿病だったため、自分の体の治療のために、糖質を少なくした食事法をみずから実践しました。１９７０年頃のことです。そしてその経験から、健全な血糖値を維持するためには、糖質を控えた食べ方をするべきだという考え方を提唱するようになりました。

同じ頃、やはりアメリカ人医師のロバート・アトキンス先生も、肥満の治療食として糖質制限を導入し、ダイエット法として提唱し始めました。そして非常に早い段階で、糖質制限の手法を『ダイエット・レボリューション』という一般向けの本にまとめて出版しました。

しかしこれはいまとなると、勇み足だったと言わざるを得ません。

糖質を控えると血糖値が上がりにくいという現象を観察し、まず自分自身の糖尿病治療のために行ったバーンスタイン先生はいいのですが、アトキンス先生は、しっかりと検証を重ねて科学論文を出し、因果関係を固める前に、いち早く世の中に広めてしまったのです。

アトキンス先生がこの啓蒙本を出版した時点で、油の摂取量と動脈硬化の発生頻度が比例関係にあるという研究データ[*9]がありました。そのために最初の段階でアトキンス先生の糖質制限の食事法は批判され、信頼を築けませんでした。そして糖質制限はその後、良いのか悪いのかはっきりしない民間療法という扱いに長くとどまってしまいます。

しかし長い年月を経て、糖質制限は復活しました。

2007年のことです。この年、世界ナンバー3の臨床医学雑誌『JAMA』に、糖質制限に関する試験結果の報告が掲載され、様々な肥満治療法[*10]の中で糖質制限がもっとも良い治療成績を示しました。

その翌年、2008年には、イスラエルの医師グループによって糖質制限食の効果が検証された、ダイレクト試験[*11]という実験の結果が、世界ナンバーワンの臨床医学雑誌『ニュー・イングランド・ジャーナル・オブ・メディシン』に掲載されました。

それ以降、糖質制限は医学界だけではなく、体重を減らしたいと考える一般層の間にまで、最新のダイエット法として広まっていったのです。

歴史を変えたダイレクト試験

ダイレクト試験の内容を少し詳しくご説明しましょう。

実験では、300人ほどの肥満のイスラエル人が集められました。彼らは抽選で3つのグループに割り振られ、それぞれのグループに違う減量法が試されました。

1つ目のグループは、かつて私たちがもっとも健康に良いと信じていた〝油を控えてカロリーも控えましょう〟という方法。2つ目のグループは〝カロリーは控えて油は食べましょう〟という方法。そして3つ目のグループは、〝カロリーも油も気にせず糖質だけを控えましょう〟という方法の指導を受けました。

このときの「控える糖質量」の条件は、一日の糖質量120グラム以下、つまり一食の糖質量40グラム以下です。

さて、もっとも大きな効果があった減量法は何だったかというと……。

3つ目のグループ、すなわち糖質制限の食事が一番だったのです。その次に減量効果が高かったのは、〝カロリーは控えて油は食べる〟グループでした。一昔前は、油を食べると体の脂肪が増えて太ると信じられていたものですが、これも間違いであることがはっきりしたのです。

しかも減量だけではなく、3つのグループのうち、血液中の中性脂肪を一番下げていたのも、動脈硬化を予防できる善玉コレステロールを一番増やしていたのも、動脈硬化の発症リスク（高感度C反応性たんぱく）をもっとも下げていたのも、やはり糖質制限のグループだったのです。HbA1cという血糖管理の指標で見たところ、もっとも大きく改善していたのも糖質制限のグループでした。

カロリー、たんぱく質、油脂の摂取量の面倒な計算をしなくても、低糖質にしてさえいれば、血中の脂肪の値も根こそぎ良くなり、肥満、脂質、血糖が改善できるということがはっきりと証明されたのです。

信頼度の高いこれらの論文により、糖質制限は肥満、血糖、脂質の改善に有効だということがはっきりと証明されました。ダイレクト試験の発表をきっかけに、2007年から2008年にかけて、糖質制限についての見方は大きく変わりました。民間療法扱いから、確固たる根拠のある効果的な食事法であるということになったわけです。

参考文献
＊7 PLoS ONE 2013, 8, e80121
＊8 Epilepsia 2009, 50, 304-317
＊9 J Mt Sinai Hosp NY 1953, 20, 118-139
＊10 JAMA 2007, 297, 969-977
＊11 N Engl J Med 2008, 359, 229-241

Part4

ロカボで食べると やせるわけ

極端な糖質制限をおすすめできない理由

バーンスタイン先生やアトキンス先生が提唱した、初期の糖質制限には、一食で食べてもいい糖質の量に下限がありませんでした。

特に、アトキンス・ダイエットとして広まった糖質制限の食事法は、食べる糖質の量が少なければ少ないほど、効果が上がると主張しています。

アトキンス・ダイエットは、一日あたりの糖質量を20グラム以内に抑えましょうというものです。一食にすると糖質量7グラム以内。ロカボの食事法は一食あたりの糖質量を20～40グラムにする、つまり最低20グラムは食べましょうというものですので、比べてみるとアトキンス・ダイエットがいかに厳しい制限かということが分かると思います。

アトキンス先生は、糖質をできるだけ減らすことによって、体の中でケトン体を増やし、その結果、ダイエット効果が得られると考えています。

ケトン体は一日に摂る糖質量を、50グラム以下まで抑えなければ増えません。つまり、一食の糖質量は多くても17グラム以下にしなければならないということになるわけです。

本書では、糖質を減らすためには主食に注意すればよいとお伝えしてきました。しかし、主食のほかにも糖質を含む食品は数多くあります。だから、よほど注意して食べるものを選ばないと、一食あたりの糖質量を20グラム以下にすることはできません。

特に、多くの野菜にはある程度の糖質が含まれているので、アトキンス・ダイエットを厳しく実行しようとすると、野菜をあまり食べられなくなってしまいます。ブロッコリーはＯＫですが、ニンジンもタマネギもダメ。ほかにもあらゆる根菜類は食べられません。

でも、野菜を食べないとビタミン不足になってしまいます。ですので、アトキンス・ダイエットでは、サプリメントでビタミンを補給しなければなりません。それに、調味料に含まれている糖質も気にしなければならないので、おいしい料理が作れなくなってしまいます。

一方、バーンスタイン・ダイエットも食べる糖質量の下限はありませんが、上限はロカボと同じ一日１３０グラムまでとされています。一食あたりにすると40グラムで、10グラムのおつりが出る計算です。バーンスタイン先生の糖質制限食の定義は、アトキンス先生のものよりも緩やかだったのです。

無理なく続けられるバーンスタイン・ダイエット

アトキンス・ダイエットでもバーンスタイン・ダイエットでも、何も考えずに普通に食事した場合に比べたら、食べる糖質量は大きく減るので、ともにダイエットの効果ははっきりと出ます。

しかし、この二つの食事法を比較したときに、大きな差が出てきます。

実際にやってみると、バーンスタイン・ダイエットは続けやすいのに対し、アトキンス・ダイエットは厳しすぎて続けていくのがつらいのです。

バーンスタイン・ダイエットは、葉物野菜なら十分に食べることができるので、食事だけでビタミンを摂ることができますし、調味料を含め、ほかにも食べられるものの幅が広く、さほどの苦労なく続けていくことができます。

続けにくいアトキンス・ダイエットのもう一つの問題は、ケトン体が増えることです。アトキンス・ダイエットの理論は、意図的に濃度を高くした血中のケトン体を尿に漏れ出させ、体外に排出することにより、ケトン体に乗ったエネルギーも体外に出ていくので、やせやすくなるというものです。

脳のエネルギー源になるケトン体は、脳細胞単独で考えた場合は確かに利益になります。[*12]しかし、ケトン体が増えすぎると血管が傷むというデータがあります。[*13]また、極端にケトン体が増えると、ごくまれにですがケトアシドーシスという危険な状態になることも報告されています。

糖質制限食によって増えるケトン体は、さほど気にする必要はないというものの、もっとこの問題がはっきりするまでは保留とし、ケトン体増加を避けるような食べ方をしようというのがロカボの考え方です。

極端な糖質制限はカロリー制限と同様、食事の楽しみを奪いますし、ケトン体というまだ善悪がはっきりしない問題が存在します。ロカボでは、あえてそこまではしないようにしようと定義したのです。

バーンスタイン・ダイエットでは、ケトン体ができてもできなくても、ダイエット効果は発揮されるということを証明しています。ロカボの食事法は、このバーンスタイン・ダイエットの発展形と考えていただけたらいいのではないかと思います。

ケトン体について、もう少し詳しく

極端な糖質制限につきもののケトン体について、もう少し詳しく説明します。

ケトン体のいちばんの問題は、人間の体にとって良いものか悪いものか、いまのところまだ結論が出ていないということです。絶対的に危険だという主張はおかしいし、絶対的に安全だというのもおかしい。解決していない問題なのです。

ケトン体は、一日の糖質摂取量を50グラム以下に抑えたときに出てきます。だから、一日の糖質量が20グラム以下のアトキンス・ダイエットではケトン体はほぼ必ず出てきます。一方、一食で40グラムまでの糖質を摂れるバーンスタイン・ダイエットでは可能性が低くなります。また下限を20グラムと定めたロカボでは、増える可能性はありません。

アトキンス・ダイエットは、体の中に増えたケトン体が、尿や息などで体の外へ出されるとき、同時にカロリーが捨てられ、ダイエットが進むという考えです。

しかし、バーンスタイン先生の主張するダイエットでは、ケトン体が増えない程度の糖質制限でもやせる効果が確認されています。実際、私が糖尿病の患者さんに実行してもらった、ケトン体が増加しない程度の緩い糖質制限食でも、血糖改善とともに肥満の方は体重減少効果が確認できました。しかもこのとき、カロリーは関係ありません。カロリーを無制限に摂っていても、体重を減らすことができるのです。日常で必要以上のカロリーを摂取すればやせないはずなのですが、実際にはケトン体が増えない緩い糖質制限食を実行すると、カロリーのことは気にしなくても、ダイエット（減量）できました。

理由はいくつか考えられます。一つは、緩い糖質制限食だと、カロリー過剰になりにくいということ。糖質の多い食品を減らして、その分、肉や魚などのたんぱく質や脂質を多くすることになります。たんぱく質を摂ると満腹感を感じさせるペプチドＹＹという物質が出やすいので、食べすぎずにすみ、まずカロリー過剰にはなりにくいのです。[*14]

もう一つ考えられるのは、食事をすると消化吸収のためにカロリーを使うということです。特にたんぱく質や脂質の消化吸収には、糖質より多くのカロリーを使います。また、基礎代謝も上がります。糖質を減らし、たんぱく質や脂質が増える糖質制限食では、知らず知らずのうちにカロリーを大きく使うので、食べたカロリーが少々多くても太らないのです。

ロカボのやせ効果

アトキンス・ダイエットもバーンスタイン・ダイエットも、またダイレクト試験も、すべて外国の研究です。体格も体質も違う外国人を対象にしたこれらの実験結果は、日本人には当てはまらないのではないかという疑問を持たれるのは当然です。

そこで私たちは、日本人を対象とする研究を行いました。[*15] 被験者をカロリー制限食のグループと、ロカボ食のグループに分け、比較したのです。カロリー制限食グループは、体重1キログラムあたりのエネルギー摂取を、25〜30キロカロリーまで減らすという指導をしました。これはかなり厳しい条件です。対するロカボ食グループは、一食あたりの糖質を20〜40グラム、間食で10グラムまで食べるように指導しました。これはそのまま、ロカボの定義にのっとった、〝緩やかな糖質制限〟の食べ方です。

結果は、ロカボ食のグループだけが血糖と中性脂肪が改善していました。日本人においても、有効性が高いのは厳しいカロリー制限食ではなく、緩やかな糖質制限食だということが、客観的なデータではっきりと証明されたのです。

これとは別に、200人の患者さんにロカボの食事を実践してもらい、体重と血糖の改善の度合いを、体格別に見る解析も行っています。その結果、やせている人も普通の人も肥満の人も、ロカボ食によって血糖が改善することが分かりました。

さらに、ロカボ食を実践すると、非常に太っている人はかなり体重を下げることができますし、そこそこ太っている人も体重が減ります。しかし、普通体重の人は体重がほとんど動かず、やせている人は、逆に体重が増えたのです。

トータルだと体重の平均値には変化が生じません。つまり、ロカボは単なるダイエットではなく、やせている人に対しては逆に筋肉をつけ、体重を増やす効果がある、ある意味、すべての人の体を理想的なプロポーションへ変化させたということができます。

私は医師として、いくら美容のためとはいえ、普通体重の人や、現在すでにやせている人にダイエット（減量）をおすすめはできません。その点から言っても、ロカボはまさに最良のダイエット法（美容）だということができるのです。

この研究結果は、ロカボが単に肥満や糖尿病の中高年の人だけに推奨されるものではなく、スリムになりたいと願う若い女性から、筋肉が減少して足腰が弱くなるお年寄りまで、ほぼすべての日本人のニーズに応えることができるということを示唆しました。

私自身もダイエットをいろいろやってきました

ここで、私自身のダイエットについて書きたいと思います。自分の理想体型は、学生時代のものだったと思っています。その頃はアイスホッケーをやっていたので、週5回は十分な運動をするような生活を送っており、体重は平均すると63キログラムでした。

しかしその後、体重は増加します。医者になり結婚もして、ふと気づいたら72キログラム。先輩から「山田、貫禄ついたな」とからかわれるようになりました。立って下を見ると、地面が見えないほどおなかも出っ張ってきました。

その頃、糖尿病治療では患者さんの心理に向き合おうという考えが主流になってきていました。それならばいい機会でもあるし、これまで患者さんに指導してきたのと同じ食事を自分でも食べようと思いました。妻に頼んでカロリー制限食を始めたのです。運動も週1~2回、ジムでエアロビクスをやるようになりました。

効果はてきめんで、体重68キログラムまで落とすことができたのです。しかし、ここで壁にぶつかります。それまでと同じようにカロリー制限と運動をいくら頑張っても、どうしてもそれ以上体重が減らなくなったのです。あるとき、私は空腹に耐えられなくなってドカ食いしてしまい、結局、リバウンドして元の体重に戻ってしまいました。

妻はもともと若い頃から体重の変動があまりないのですが、私と一緒にカロリー制限食をやっていました。すると、体重が減りすぎてしまったのです。その上に手足が冷えるようになり、肌の乾燥も気になるようになりました。

その後、私は糖質制限の概念に出会い、自分自身で今度は糖質制限を始めてみることにしました。すると驚いたことに、72キログラムに戻っていた体重はみるみる落ちてきて、63キログラム、つまり学生時代の体重まで減ったのです。そしてそこでぴたりと止まりました。また、もともと私は高血圧だったのですが、血圧も糖質制限を始めると下がりました。カロリー制限と違って、糖質制限は油をしっかり摂れるので、塩分摂取量を減らすことができたためではないかと思います。

妻も私と一緒に、糖質制限食に切り替えました。すると彼女は逆に、減りすぎていた体重が増えて元の体重に戻った上、手足の冷えや肌の乾燥もなくなったのです。糖質制限によって、減量が必要な人は体重を落とし、逆にやせすぎている人は体重を増やすことができるということを、私たち夫婦は身をもって知ったのです。

ロカボでやせると若々しく健康的な体になる

糖質制限でダイエットに成功してから6年が経っています。現在の私自身の糖質制限は、正直言ってとても緩いものですが、体重は変化していません。恐らく、普段からすい臓の負担が軽くなり、エネルギー消費も高まっているので、たまに糖質を大量に食べたとしても、体が素早く処理してくれているのではないかと思います。

また、糖質制限はカロリー制限と違い、顔の肉や筋肉をあまり落とさずに体重を減らすことができます。若々しさをキープしたまま健康的にやせることができるのも大きな特長です。私自身の体の数字を言えば、カロリー制限を始める前、体重がいまより10キログラム近く重かったときの体脂肪率は25パーセントもありました。そしてロカボを実践している現在の体脂肪率は、14パーセント前後で平衡状態を保っています。

ロカボの食事法を実践すれば、間違いなく体重を減らし、維持することができます。なぜならロカボは、続けていくことが難しくないからです。続けられる理由は、本質的におかずが変わらないので、おいしく楽しい食生活を保っていけるからです。

カロリーを気にしなくていいのですから、ひもじい思いをすることもありません。食べるものは量と質で工夫することはあっても、基本的に、食べてはいけないものはありませんし、おなかが空いたら我慢する必要もありません。おいしいものは不健康だという考えもありません。嗜好品は当然あるべきものだというスタンスです。

カロリー制限も何を食べてもいいのですが、食べるものすべての量を減らさなければならないので、「どれを食べてもダメ」ということに近くなります。

私たちが調べたデータでは、日本人がロカボの食事法に従って、満腹になるまでたんぱく質を食べたとしても、平均で1・6g／kgほどでした。これは、普通のアメリカ人のたんぱく摂取量と同程度にすぎません。いまの栄養学では、たんぱく質の摂取量について、これを超えたら危険だというレベルが設定されなくなっています。[*16]平均1・9g／kg食べている日本人が、もっとも腎臓病が起こりにくかったという論文もあるほどで、まだまだ食べても安全ではないかと言われているのです。

1・9g／kgというのは、牛肉500グラム、豆腐6丁に相当します。これだけ食べても大丈夫なのです。カロリーを気にする人は、食べすぎによって腎臓が傷むのではないかと心配されているようですが、たんぱく質でそれは起こりません。

美しくやせられるのはなぜ？

ロカボを実践していると実感できるのは、筋肉は落ちにくく、体脂肪だけ落ちて体重が減っていくということです。カロリー制限でやせた人はたいていゲッソリしていますが、ロカボなら筋肉を維持したまま、すっきりと締まった体型となっていくので、やせ細った見た目にはならないのです。

食事で体内に入ってきた糖質は、エネルギーとしてすぐに利用する必要がない場合、体のどこかに貯蔵されます。体はとにかく、血糖値を下げること、血糖値を一定にすることを最優先にし、余ったものはどこかに入れることばかりを考えるのです。

貯蔵できるのは、肝臓か筋肉か脂肪組織です。このうち、肝臓と筋肉で蓄えてくれる分はいいのですが、処理しきれなくなると、脂肪組織に任せるしかなくなります。そのせいで、どんどん太っていくのです。

シンプルに言うと、ぽっこり出たおなかの脂肪は、食べ物でいえば油ではなく糖質から作られています。油よりも糖質のほうが、体脂肪に変わりやすいからです。

ロカボを続けていくと、すでに体についている脂肪をエネルギー源として利用するようになっていきます。つまり、余計な脂肪を燃やしやすい体になるのです。

体脂肪には内臓脂肪と皮下脂肪がありますが、エネルギー源として優先して使われるのは内臓脂肪です。内臓脂肪は血糖値をますます上げ、ガンなどの病気にもつながりやすい厄介な代物。メタボリックシンドロームで問題になるのも、内臓脂肪。内臓脂肪は体にいろいろな悪さをします。一方の皮下脂肪は、落としすぎると女性だったら胸も小さくなり、顔の肉も減ってゲッソリした感じになります。

皮下脂肪は、体の代謝に良いホルモンを出しているという説もあります。機能的に体を保護する作用や保温する作用、赤ちゃんを抱くために体を柔らかくする作用もあります。内臓脂肪のように、単にエネルギーを蓄えておくためのものではありません。

つまり、健康のために気にしなければいけないのは、まず内臓脂肪のほうなのです。ロカボでは優先的に内臓脂肪を落とせますが、皮下脂肪は残しやすいことが報告されています。*17

美しくやせるためには、筋肉は保ち、内臓脂肪を標的にするべき。

ロカボならそれが実現できるので、綺麗に、そして健康的にやせられるわけです。

ロカボなら夜中に食べても大丈夫です

「やせたいと思うのなら、夜の○時以降の食事はやめるべき」という話をよく聞くと思います。

ロカボの考え方でも、食べる時間を気にすることに意味はあるのでしょうか。

まず、血糖値の上がり下がりという意味では、時間を気にする必要はあまりありません。確かに夜遅くに食べるとある種のホルモンが働き、体脂肪にエネルギーが入り込みやすいような時計遺伝子[*18]が動くようです。夜中は、体が休んで滋養強壮を蓄えようという時間帯なので、体脂肪がつきやすい傾向があるのでしょう。

でも、その影響力はあまり大きくはないので、さほど気にする必要はないと思われます。

帰宅するのが遅くなるお仕事の方は、どうしても夜中におなかが空くと思います。カロリー制限の世界だったら、夜中に食べ物を口に入れるのはご法度だったりしますが、ロカボだったら、基準値以内の糖質量であれば、チーズでもチョコレートでも、食べて構いません。

ロカボでは我慢は禁物なのですから。

食べた後は消化するまで、2時間寝ないということを守っている人もいるようですが、これにも意味はありません。内臓の働きから見ても、食べた後にすぐ寝ると消化能力が落ちる、というようなことはないからです。

むしろ空腹を我慢して寝床につくと寝不足になったり、翌朝、反動でたくさん食べたくなったりすると思います。こちらのほうがダイエットにも、また心身全般の健康にとってても問題があります。

大切なのは、〝今日も頑張った〟とほっとできる時間。これが明日のモチベーションになります。そのためだったら、ロカボの基準値内の糖質量であれば、時間なんて気にせずに食べたほうがいいのです。

それでも、ロカボだったら十分な効果が出るのですから。

楽しくなければやせられない！

夜中に食べるかどうかという問題以外でも、カロリー制限主流のダイエットを実践してきた方は、やせるために相当の我慢をしてきたのではないかと思います。でも、我慢や忍耐だけで効果を得ようとすると、必ず壁にぶつかります。

その点、ロカボは真逆です。決まった時間に食べなければ！　と厳密に考えなくてもいいですし、食べることに罪悪感を持つ必要もまったくありません。

もちろん、ロカボでも頑張りは必要です。

でもそれは、ダイエットに取り組んでいても〝おいしく食べるための工夫〟や、〝満腹になるための工夫〟を頑張らなければならないということです。

いままでだったら、ダイエット中は、ごちそうの並ぶ宴会にはとても行けませんでした。ですが、ロカボのダイエットだったら、シメのごはんや麺だけやめる、飲むお酒の種類を選ぶといった工夫さえしていれば、居酒屋での宴会だって十分に楽しめます。

同志を集め、〝ロカボ飲み会〟としてみんなで盛り上がることだってできます。焼き鳥でも、焼き肉でも、居酒屋でも、みんなでちょっと意識するだけで、おなかいっぱいになるまで堪能できるわけですから。

ダイエットに取り組んだら、スイーツバイキングなんてもってのほか、と思っているでしょう。でも、ぜひスイーツバイキングだって楽しんでほしいのです。いまは1個あたりの糖質量を5グラムぐらいに抑えた低糖質スイーツがあります。それだったら、ランチを低糖質スイーツバイキングにしちゃおうと考えれば、8個まで食べられるのです。

食事をせずにスイーツで代わりにするというのは、確かに栄養バランスとしては問題がありますが、毎日ではなくてたまの女子会の楽しみだったら、そういうこともありではないでしょうか。

また、夜中におなかが空いたら、ナッツやチーズや生ハムとワインを楽しんだり、ひとかけらのチョコレートや低糖質スイーツを食べたりということもできます。

ロカボの考え方だったら、夜は食べちゃダメとか、お菓子ダメ、宴会ダメということがありません。

日本人は、ダイエットに関しても修行の精神になりがちです。でも私は、ロカボでダイエットに取り組もうという人は、享楽的であってほしいとさえ思っているのです。

「この程度なら続けられる」運動で効果アップ

この章の最後に、運動についても触れておきたいと思います。ロカボは基本的に食事法の話ですので、運動については深く踏み込みませんが、基本的には食事と同じ感覚です。

つまり、緩やかな糖質制限＝ロカボの食事法と同様に、無理せず、楽しく続けられる運動を行うのがいちばん効果的なのです。

具体的に言うと、〝キビキビ運動〟とか〝キビキビウォーキング〟、〝ニコニコペース〟など、いろいろな呼ばれ方をしていますが、ニコニコはできるけどガハハハと笑うことはできないというような、ちょっと強いくらいのペースがいい運動です。ウォーキングであれば、「ちゃっちゃっ、ちゃっちゃっ」と、意識して速めに歩く。これはウォーキングだけではなく、自転車こぎでも水泳でも同じ。少しだけ速いペースの有酸素運動を取り入れてください。

もちろん、もっと速いペースや重い負荷をかける、自分を追い込んでいくような強度の高い運動をすれば、効果もより出ます。しかし、それを継続できなければ意味がありません。

とにかく、体重は食べるエネルギーと体が使うエネルギーのバランスで決まってきます。もし、強い運動で体重を減らせたとしても、いつかその運動を続けるのがつらくなってやめてしまったら、その体重は維持できなくなります。それならば最初から、「この程度なら毎日でも続けられる」と思えるような運動習慣を作ってしまうのが良いのです。

「適度」というのは、「自分が続けやすい」と言い換えてもいいかもしれません。運動も食事と同じで、楽しさがなければ続けることはできません。

ですから、運動の種類も、ジョギングでもウォーキングでも、あるいは自転車や水泳でも、なんでもいいのです。自分が楽しみながら続けられることを探してください。

参考文献

＊12 Br J Nutr 2013, 110, 969-970
＊13 N Engl J Med 2006, 354, 97-98
＊14 J Clin Endocrinol Metab 2009, 94, 4463-4471
＊15 Intern Med 2014, 53, 13-19
＊16 J Epidemiol 2010, 20, S537-543
＊17 Diabetes Metab Syndr Obes 2011, 4, 167-174
＊18 Obesity 2011, 19, 1374-1381

Part5

なぜ、あなたのダイエットは失敗してきたのか

アメリカが肥満大国になった理由

この10年ほどで、栄養学の世界は本当に大きく変わりました。かつて当たり前のように信じられてきたことが、覆ってしまったのです。

アメリカの雑誌『タイム』の2014年6月23日号は、表紙に『Eat Butter.』と大きく打ち出しました。長く信じられていた、〝油は不健康〟という考えが間違いだったと断定したのです。同じ『タイム』の1984年3月26日号では、「卵とバターを控えましょう。それによって血中のコレステロールが下がり、アメリカ人は心臓病から保護されます」と特集していたのですから、30年後のコペルニクス的転回です。

かつての『タイム』が誤報を流したというわけではありません。その頃は、それが正しいと信じられていたのです。〝脂質悪玉論〟は長い間、世界の常識でした。しかし、新しく、より確かな研究が出てきて、栄養学の考え方自体が覆りました。

油は健康に悪いという考えは、1950年代からありましたが、影響が大きかったのは1977年に、ジョージ・マクガヴァンという人がアメリカ上院議会に出したレポートです。彼は議会で、〝アメリカ政府は国民に対し、油を控えるように警告するべきだ〟と主張しました。政府は彼の主張を受け入れ、国民に対して公式に、健康のため油を控えるような指導をする方針を固めたのです。

実際にアメリカ人の油の摂取量が減り始めたのは、1980年代後半からです。その頃から油の少ない〝ヘルシー〟な食事をする人が増えたのです。しかし、それはまったくヘルシーではありませんでした。アメリカ人は、油を減らした穴を埋めるように、糖質の摂取量を増やしました。その結果、アメリカは肥満大国になってしまったのです。

日本ではアメリカよりも少し遅れ、21世紀に入ってから油の摂取量が減っていきます。にもかかわらず、糖尿病患者は増える一方でした。アメリカも日本も、〝健康のために〟と思ってやったことが、逆に病気を増やしていたのです。

2015年、日本の厚生労働省にあたるアメリカの政府機関は、5年ぶりに『食事摂取基準』を改訂し、その中で過去40年の栄養政策をひっくり返します。「食べるコレステロールは制限しません。食べる油も制限しません。なぜなら、それらを控えても心臓病の予防にも肥満の予防にもつながらないからです」と述べ、コレステロールと油の摂取量の上限も撤廃したのです。

糖質の摂りすぎが中性脂肪の原因

これまで、たんぱく源であるお肉はきちんと食べるとしても、油はダイエットに良くないというのが常識でした。肉の脂身を取って食べるようにしていたという人もいるでしょう。しかし、もうその必要はありません。これから先、「健康のため、やせるために油を控えましょう」という話は、一切なくなっていくと断言できます。

太っている人の体には、脂肪がついています。ぜい肉とも呼ばれる皮下脂肪は中性脂肪です。中性脂肪は、人間の体を動かすエネルギー源となる物質ですが、特に悪玉コレステロールと一緒に血液中で多くなりすぎると、動脈硬化症の原因にもなりますし、単独でもすさまじく高くなると、急性すい炎の原因になります。美容目的のダイエット以前に、増えすぎると病気の元になってしまう可能性があるのです。

そんな中性脂肪は、口から食べた油で作られると思っていませんでしたか？

実は違うのです。中性脂肪の原因は油ではありません。むしろ食べる油が増えると、血液中の中性脂肪は下がりやすくなります。中性脂肪は油をたくさん食べたからではなく、糖質の摂りすぎによって増えるのです。食べた油がまったく脂肪にならないというのは言いすぎですが、口から入った油は、そのまま体脂肪組織に入っていくのではなく、エネルギーとしてちゃんと消費され、燃やされていくものです。

人間の体の細胞は、常にブドウ糖と油（脂肪酸）を燃やしています。そして、油をたくさん摂る食べ方にしていると、体が油を燃やす比率が高くなっていきます。油をたくさん食べれば食べるほど、どんどん油を燃やす体になっていくのです。

また、たんぱく質と油を十分に食べると、インクレチンという満腹感を出し、胃と腸の動きをゆっくりにするホルモンが出てきます。

逆[*14]に糖質の多い食べ方をしていると、前述したように満腹になるためのホルモンの出が悪くなり、逆に空腹感が出るようなホルモンが上がってくるというデータがあります。そのために、食べても食べても、またおなかが空いてくる感覚が生まれやすくなります。いわば、〝糖質依存〟のような状態になってしまうわけです。

お肉の油も魚の油も、植物の油も、いま以上にどんどん摂って構いません。ただし、気をつけなければならない油があります。トランス脂肪酸という人工的な油と過酸化脂質という古くなった油です。逆に言うと、それだけに気をつけて避ければいいのです。

おいしくない・量が少ない・楽しくないの三重苦

これまで、肥満や糖尿病の人の食事療法はカロリー制限が主流でした。カロリー制限は確かに、体重を減らす効果があります。しかしカロリー制限には、決して見過ごすことができない大きな問題があり、健康な人がダイエットのためにやることをおすすめできません。

読者の皆さんはこれまで、カロリー制限でダイエットをして、体重はどう変化したでしょうか？

一時期は数キロ落とすことができても、結局、元に戻ってしまった人が多いのではないかと思います。前述のように、私自身もまったく同じ結果に終わっています。

問題はそこなのです。

カロリー制限をすると、いつもおなかが空いていて、四六時中、食べ物のことばかりを考えるようになってしまいます。ダイエットのためだと思って、一時期はなんとか我慢することができるでしょう。体重が減っていることに喜びを感じ、励まされているうちは我慢もできるものです。

でも、カロリー制限は必ず一度、壁にぶつかります。同じように食べていても、体重が減らなくなるのです。そこで多くの人は我慢できなくなり、たくさん食べてしまうようになり、リバウンドを起こします。

これは特殊な例ではありません。美容のためにやせようと、カロリー制限を実施したほとんどの人が陥るパターンです。

糖尿病の患者さんが、医師の指導のもとできちんと管理され、カロリー制限をするのであれば、病的に太っている人の減量法として、いまでも有効です。肥満のために糖尿病になってしまった人が、治療の目的で摂取カロリーを制限し、まず体重を減らすということの意義は否定しません。

でも、病気ではない人に、カロリー制限をやってほしくないのです。

カロリー制限はおいしくない・量が少ない・楽しくないの三重苦です。これは私自身も経験しているので、よく分かります。苦痛が多いダイエット法は、続けるのが非常に困難なものです。

カロリー制限、負のスパイラル

カロリー制限をすると、人間の体はおのずとカロリーの消費を減らそうとします。人間の体で一番カロリーを消費しているのは、基礎代謝といって、何もしていなくても生きているだけで自動的に行われている活動に必要なエネルギーです。そして、基礎代謝の量を一番左右するのは筋肉量です。したがって、カロリー制限をすると人間の体は、まず筋肉を減らしてカロリーの消費を少なくしようとします。

カロリー制限でダイエットをすると、みんなある程度まで体重が減りますが、そこから先は落ちにくくなるという壁にぶつかります。まず筋肉が削られて体重は減ったものの、基礎代謝が落ちたので、カロリー消費のスピードがぐんと下がった証拠です。

そしてダイエットの停滞に業を煮やした末、我慢できなくなりいっぱい食べてしまうと、筋肉が減った体はそれをすぐに燃やしきれず、内臓脂肪として蓄えようとします。つまりリバウンドの始まりです。カロリー制限で筋肉を減らし、リバウンドで脂肪を増やすということになっているのです。

リバウンドの終着点では、体重が元に戻るどころか、ダイエット前より増えてしまうということが起こります。筋肉に比べて体脂肪はエネルギー消費率が低いからです。筋肉よりもかなり重みのある体脂肪をつけないと、同じ量のエネルギーを燃やせないのです。

従来のダイエット本で、一日100キロカロリーだけ減らしてみましょうとすすめるものがあります。そうすれば365日で36500キロカロリー減らすことができ、だいたい一年間で5214グラムもの体脂肪が落ちるはずだというのです。

これは大嘘もいいところなので、皆さんはだまされないようにしてください。

この計算には、代謝のメカニズムがまったく考慮されていません。もし、一日100キロカロリーを確実に減らせたとしても、筋肉が落ちてカロリー消費も減っていくことを考慮すれば、一年で減らせる体重はせいぜい2キロぐらいです。

そして100キロカロリー減らすことを日々頑張って、それだけの効果しか得られないというつらい現実を目の当たりにして、耐えきれなくなってリバウンドしていくのです。

逆に言うと、たんぱく質や油をしっかり摂っていると、おのずとエネルギー消費は上がります。筋肉の量は、食べるたんぱく質の量に比例してつきやすいので、今度は基礎代謝が上がってきて、体が体重を減らしやすい状況に持っていくことができるのです。

カロリー制限で骨がもろくなる?

そしてカロリー制限にはもう一つ、重要な問題があります。「カロリーをこのくらいに抑えて食事をしよう」と考えても、人が「これだけ食べている」と思ったカロリーは、実際の60~80パーセント程度に少なく見積もっていることが多いということです。正確に把握するのが、実は難しいのです。

かつてカロリーを摂りすぎると、心臓病のリスクが高まると信じられていました。でも最近の研究では、どうやら、それも疑わしいのです。[*19] 2013年に報告された研究では、10年間「腹七分目」程度のカロリー制限を続けた結果、体重は確かに平均6~7キログラム減少したけれど、残念なことに心臓病はまったく減っていませんでした。

でも体重が減るのなら他によいことがあると考える人もいるでしょう。しかしカロリー制限をすると、体重だけではなく人間の体のもっと大事なものも減らしてしまいます。

それは骨です。[*20] カロリー制限を行うと、骨密度が減少するというデータがあります。

カロリー制限することによってアンチエイジングになるどころか、筋肉も骨も少なくなり、将来、寝たきりになるロコモティブシンドロームの要因となる可能性まであるのです。

従来、糖尿病に対する食事療法としては、カロリー制限がいいとされてきました。これは欧米人の場合、2型糖尿病はほとんどの場合が肥満になってから発症しているためです。欧米人の場合でも、カロリー制限食はあくまでも「理想体重を得るための食べ方である」とされています。ですので、2型糖尿病の患者でも、肥満ではない人に対しては、カロリー制限は不必要とされています。[*21]

そして、カロリー制限にはいまのところ、科学的根拠（エビデンス）が伴っていないので、今後はエビデンスによって支えられている糖質制限食などの食べ方を推奨する方向に変わりつつあります。

もう一つ、カロリー制限食よりも糖質制限食の方が続けやすい理由があります。それは計算が面倒ではないということです。

カロリー制限食を実行するには、口に入れるほとんどすべての食べ物のカロリー量を計算しなければなりません。一方、糖質制限食では、糖質が多く含まれる一部の食品についてだけ注意していればいいので、計算が楽です。実際には、大まかな目安さえ守っていれば基準に収まるものなので、いちいち計算は不要だったりします。

健康食品やサプリでやせられるのか？

糖尿病の改善やダイエットに効果があると思われている食品やサプリメントが、世の中にたくさんあります。では、その中に本当に効果があるものはあるのでしょうか？

まずは身近なところで、コーヒー。コーヒーは、飲む量が多いほど糖尿病になる人が少ないと、いろいろな国で説明されています。コーヒーに含まれるクロロゲン酸やカフェインなどの成分が有効なのではないかと言われています。でもいまのところ、肥満の人を対象にした試験が足りていないので、その効果のほどは証明されていません。

信頼できるデータベース[*22]にあたって調べてみました。

サプリメント系にはグレーなものがたくさんあります。血糖値を下げると言われているリコピン、コレステロールを下げると言われているカテキン、ダイエットに効果があると言われているチアシードなども、人で有効かどうか、十分なデータが存在しません。カテキンは、肥満との関連で試験がいくつか行われていますが、「効果があった」というデータと「ダメだった」というデータの両方があるという状態です。

期待値が高いものとしては、糖の吸収を穏やかにすると言われる中国の調味料・豆鼓《トウチ》、骨の健康維持や脂質代謝の改善に有効と言われているイソフラボン、赤ワインなどに含まれ、脂肪肝の予防や代謝の改善に有効と言われるレスベラトロールなどがあります。

イソフラボンは、2型糖尿病の人での効果が示唆されています。ただし、大豆イソフラボンと他の食品に由来するイソフラボンでは安全性が異なるらしく、内容がはっきり分からないサプリメントで摂ることはあまりすすめられません。

豆鼓は動物実験で、脂肪肝の予防や代謝の改善に効果が確認されています。肥満自体の改善ではありませんが、肥満に伴う動脈硬化症の予防にも効果が確認されています。それだけ研究されているということは、何かあるのではないかという期待が高いということですが、まだ人間で効くかどうかははっきりしません。

同様に期待が高いレスベラトロールは、動物実験上で糖尿病の発症や肥満に対しての治療効果が確認されています。しかし、これも人間での効果はまだ証明されておらず、最近では無効なのではないかと言われはじめています。

このように、残念ながら現時点ではいずれも人間に対する効果の証明までは至っていません。健康食品やサプリには、まだ過度な期待はできないということになります。

マクロビオティックやベジタリアンは？

マクロビオティックやベジタリアンとダイエットの効果について、考えてみましょう。

マクロビオティック＝玄米菜食主義について、医学的に効果を調査した論文はほとんど存在しません。もともと大量の糖質を食べていた人がマクロビオティックに転換すれば、食物繊維が少し増えるので、減量や血糖改善の効果が出る可能性はあります。しかし、そもそも肉や魚を食べることで体に害が及ぶわけではありませんので、私にはそれを制限するというマクロビオティックの意味がよく分かりません。

逆に、マクロビオティックでよしとされていて、積極的に食べることを推奨されている豆類やイモ類は糖質が高いので、ロカボの考え方ではあまり摂るべきではないということになります。

一方のベジタリアン＝菜食主義についても同じようなものです。ベジタリアンに関しては最近、論文がいくつか出てきて、特に欧米では、糖尿病の治療食として認められてきています。

しかしその実態は、もともと太っている人がベジタリアンになって野菜のみを食べることによって、結果的にカロリーを制限できたためにやせられたというケースがほとんどです。

つまり、ベジタリアンの食事だと自然とカロリーが制限され、減量できるため結果的にダイエット効果はあると見てもいいでしょうが、野菜だけを食べるのですから、骨や筋肉が弱くなるという大きな心配があります。

欧米の論文[*23]では、そのリスクを減らすためにサプリメントがあった方がよいと書いてあるものもあります。

食事の楽しみを減らしてまで減量し、骨や筋肉のためにサプリを飲む、というのは本末転倒のような気がしてなりません。

最近、腸内細菌とよく聞きますが

ダイエットを考えている人は、腸内細菌という言葉にも注目しているのではないかと思います。

すべての人の腸内には、１００種類以上もの細菌が棲んでいます。まず知っておいていただきたいのは、腸内細菌には体にとって良い働きをする善玉菌と、悪い働きをする悪玉菌があるということです。健康な人であれば、善玉菌が20パーセント、悪玉菌が10パーセント、そして残りの70パーセントは良い働きも悪い働きもする日和見菌《ひよりみ》というバランスになっています。

腸内の環境を整え、やせる効果のある腸内細菌を増やせば、おのずとやせ体質になるというのが、腸内細菌が注目されている理由です。やせたい人にとってこの話は、確かに魅力的でしょう。

腸内環境を整えるというのは、善玉菌の代表格であるビフィズス菌を増やすことに尽きると言われています。ビフィズス菌はおなかの下っている患者さんに治療として投与することもある、整腸作用のある腸内細菌です。

そのためには、ヨーグルトなどの発酵食品を多く食べることが大事と言われていますが、実は、この食品を食べれば善玉菌が増える、この食品を食べると悪玉菌が増えてしまう、というような考え方だけに縛られる必要はありません。

なぜならば、口から発酵食品を入れて腸へ届けるまでもなく、食後に血糖値が上がらないようなロカボ生活を続けていたら、おのずと善玉菌が増えるからです。[*24] 食後の血糖値が上がらない食べ方をすると悪玉菌は減り、血糖値が上がるような食べ方をすると悪玉菌が増えるのです。

また、腸内細菌のエサとなるのは、グルタミンと食物繊維とオリゴ糖の3つだと言われています。このうちのオリゴ糖は「ビフィズス菌の栄養となり増殖させる」とされ、健康食品やサプリとしてよく売られています。確かにそのような効果は期待できますが、オリゴ糖を摂れば血糖値が上がってしまいますので、やはりあまりおすすめすることはできません。

現在、腸内細菌と糖質制限の関連性について研究を進めていますので、いずれまた、より詳しいご報告ができると思います。

参考文献

＊19　N Engl J Med 2013, 369, 145-154
＊20　Diabetes Care 2014, 37, 2822-2829
＊21　Nutr Metab Cardiovasc Dis 2004, 14, 373-394
＊22　国立健康・栄養研究所「健康食品の安全性・有効性情報」
＊23　J Am Diet Assoc 2000, 100, 629
＊24　Cell 2015, 163, 1079-1094

Part6

そのダイエット法は
○？ ●？

巷には多数の健康法・ダイエット法があふれています。しかし、私から見ると、そうした方法のほとんどには医学的な根拠が乏しいように思われます。そこで、いま巷で話題の健康法・ダイエット法を私なりに眺めてみました。

朝カレー

ダイエット法の多くは、有名人が実践したことで広まっていく傾向があります。朝カレーも最初、イチロー選手が健康法として実践していたことで認知され、お笑いタレントのバービーさんがダイエットに成功したとして広まった経緯があります。

しかし、その話を鵜呑みにして、朝カレーを食べさえすればやせられると考えるのは大きな間違いです。

特に良くないのは、日本風のカレーライスです。とろみのある日本風のカレーや欧風カレーは、ルーに小麦粉をたくさん使っています。つまり、お米と合わせて非常に大量の糖質を含んだ料理となりますので、ただでさえ血糖値が上がりやすい朝に食べると、ダイエットどころか肥満につながりやすいのです。

一方、カレーの本場であるインド風のカレーやタイ風のカレーは、小麦粉を使わずに作るので、糖質は少ないはずです。これらのカレーであれば、それほど心配はないでしょう。カレーを食べていればやせられるという積極的な根拠も見つかりませんが、少なくとも日本風や欧風のカレーのような危険性は少ないと思います。

ただし当然ですが、ライスやナンには、糖質が豊富に入っているので、食べ方には注意してください。

アミノ酸サプリ △

アミノ酸サプリを飲んでダイエットをしようという方法があります。

そもそもアミノ酸とは何だかご存知でしょうか?

アミノ酸というのはたんぱく質を構成する要素です。アミノ酸がたくさんつながるとたんぱく質になる、と考えるといいかもしれません。

アミノ酸には非常に多くの種類があります。人体を構成しているのは、そのうちの20

種類ぐらいのアミノ酸です。

肉の組成のアミノ酸と大豆組成のアミノ酸は、まったく異なるものです。筋肉をつけたい人は、たんぱく質のサプリであるプロテインを摂りますが、大豆由来のものよりもカゼインやホエイなどの動物由来のもののほうが、効果があると考えられています。動物由来のたんぱく質のほうが人間の組成に近いので、構成要素であるアミノ酸も比較的多く利用でき、筋肉をつけやすいのです。

筋肉をつけるということでは有効ですが、ただアミノ酸を摂取することでやせるかと言えば、まだ確定的なことは何も言えません。

様々な機能があるアミノ酸の中で、このアミノ酸をたくさん食べるとやせやすくなるという個々のアミノ酸ごとの証明は十分にはできておらず、研究の余地ありの分野なのです。

EMSベルト

「アブトロニック」などの名で知られる、電気刺激によって筋肉を強制的に収縮させて鍛える商品がよくテレビショッピングなどで紹介されていますが、ダイエット効果を期待できるのでしょうか?

眉唾ものだと考えている方は多いと思いますが、実は効果を検証した信頼できる論文があります。*25

腹筋だけではなく、全身の6か所の筋肉に電気刺激を与える少し高額な商品での実験ですが、その結果は、なんと、使用することによって血糖値が確かに下がったというものでした。

論文で使っていたものよりも単純な、腹筋だけを刺激するようなものの効果は未知数ではありますが、その論文を読んで以来、私も少しEMSベルトが欲しくなりました。

「テレビショッピング、侮れじ」です。

一日5~6食 △

スーパーモデルが実践しているというダイエット法です。一部のスーパーモデルは、食事を少量ずつ回数多くとることで、スリムな体型を保っていると言います。

同じカロリー、つまり同じ分量の食事を、少量ずつ6食に分けて食べた場合と、朝と昼の2食にした場合とを比較した研究があります。*26 その結果、体重が減りやすかったのは朝と昼の2食の方でした。

おや？　おかしいですね。

つまり、食事を小分けにするということ自体には、実は意味がないのです。ではスーパーモデルはなぜスリムでいられるのでしょう。その理由は筋トレです。

筋肉の元になるのはたんぱく質です。ところが食事で摂ったたんぱく質は、体の中で何時間かで消えてしまいます。筋トレを行ってすぐにたんぱく質を摂れば、体がすーっと素早く吸収して、筋肉を作ってくれます。そして筋肉がつけば代謝が良くなるので脂肪が燃やされ、やせることができます。

スーパーモデルはストイックに筋トレとたんぱく質補給を行い、スリムな体型を維持しているのです。食事を細かく分けるなら、必ず食事ごとにたんぱく質を摂取し、筋トレをセットにしましょう。

◎置き換え……△

しらたき、こんにゃく、寒天、そしてキャベツなどもそうですが、カロリーの低い食べ物でおなかをふくらませてしまう〝置き換えダイエット〟は、確かにやせる効果を期待できます。

単純で分かりやすい方法ですので、試したことがある方も多いのではないかと思います。

問題は、ほかのカロリー制限ダイエットと同様、筋肉が減って基礎代謝が落ちてしまう上、食事の楽しみ自体が奪われてしまうので、いずれ我慢できなくなってリバウンドしてしまう例が多いということです。

それだったら、食事のおいしさと楽しさを持ち続けられる、ロカボの食事法でダイエットすることを、断然おすすめしたいです。

お酢

黒酢などのお酢を積極的に摂ることでダイエット効果を得ようという方法があります。口から入れたお酢が腸まで届いているという保証はないので、すべてのお酢がダイエットに効果的だという保証もありません。しかし、腸内のお酢は血糖値の上昇を緩やかにしてくれます。[*27]

お酢をゴクゴク飲むような方法が体にいいとは思えませんが、食事のときにうまくお酢を摂ることで、血糖値の上がり方を緩やかにすることができるというデータが存在します。[*28] つまり、ダイエット効果が期待できるということなのです

サラダにお酢の入ったドレッシングを使うとか、煮物を作るときに隠し味としてお酢を入れるというような方法で、ロカボのダイエット効果をより高める可能性があります。

ただし、考えなければならないのはお酢自体に含まれる糖質量です。血糖を抑える効果を求めているのに、糖質量の多いお酢をたくさん摂ってしまうのでは本末転倒です。甘味の強いお酢には注意してください。

グルテンフリー

錦織圭選手のライバルである世界ナンバーワンのテニスプレーヤー、ジョコビッチ選手が、グルテンフリーの食事法を行っているということを聞いたことがあるかもしれません。ジョコビッチ選手の影響で、グルテンフリーダイエットというのが、にわかに話題となりました。

グルテンというのは、小麦、大麦、ライ麦などから作られるたんぱく質の一種で、麺類やパンなどを作るとき、弾力性や柔らかさを出す成分です。

グルテンフリーにするということは、必然的に小麦粉を避けることになるので、糖質制限につながりやすく、結果としてダイエット効果は得られやすいのかもしれません。

しかし、敢えてグルテンを避けること自体にはまったく価値がありません。

ジョコビッチ選手は、グルテン・乳製品不耐症という病気を持っていたため、グルテンを避ける食事法をしたそうです。

つまり、ジョコビッチ選手と同じ病気を持つ人以外は、糖質制限さえしていれば、それとは別にグルテンを恐れる理由はほとんどないのです。

グレープフルーツ

グレープフルーツがダイエットに効くと言われています。

でもまず前提として、いくら酸っぱくてもグレープフルーツは果物であり、果糖がたくさん含まれていることを思い出してください。血糖値が上がりにくいからといって、たくさん食べてしまうのは、ほかの果物と同様、危険です。

ただし[*29]、グレープフルーツの香りを使ったアロマテラピーは、効果があるのかもしれません。これについて、医学的な検証はまだまったく行われていないので確定的に言うことはできませんが、私の診ている外来の診察室でもグレープフルーツのアロマを使うときがあります。

グレープフルーツだけではなく、医療の場で、先進的な取り組みとしてアロマテラピーを使うことはよくあります。

グレープフルーツについてはまだまだ研究の余地ありですが、香りを使って食欲を抑えるのは有効という線が濃厚です。

でも口から食べるのであれば、糖質量を考えて控えめにしておくに越したことはありません。

玄米／十穀米

ロカボの観点から言うと、一般的なイメージとは違って注意すべき食材があります。十穀米や玄米はそれにあたります。

白米にするための精製をしていないこれらのお米は、白米よりも多くの食物繊維が含まれています。もちろん食物繊維が残っているということは良いことなのですが、それだけで健康的で万能な食材であると考えられがちなのが心配な点です。

十穀米も玄米も、糖質量は白米とまったく変わりません。同じ分量を食べるのであれば、確かに白米よりも十穀米や玄米の方が、食物繊維が加わることによって、血糖値の上昇を抑制できるという考え方もできますが、その効果はわずかなものです。健康的だと過信してたくさん食べてしまえば、血糖値はドンと上がるでしょう。

同様に、ふすまパンと全粒粉パンを勘違いしている人も多いようです。間違えがちですが、糖質制限に有効なのは、あくまでふすまパンの方だけです。ふすまが小麦の表皮だけを使った低糖質食材であるのに対し、全粒粉は小麦の表皮、胚芽、胚乳をすべて粉にしたものですので、まったく低糖質ではありません。白米と玄米では糖質量が変わらないのと同様、胚芽の部分が入っている限り、全粒粉パンは普通のパンと同じ糖質量を持っているのです。

酵素サプリ

最近は酵素ブームです。酵素ダイエットなるものも流行っているようです。

酵素というのは、体内で起こる化学反応を速やかにさせる触媒となるものです。人間は体の中に、数百種類以上の酵素を持っています。どの細胞も必ず酵素を持っていなければ、生きていけません。

その数多くの酵素は、体の中でどのような働きをするか、それぞれ決まっています。たとえば、食べたお肉の消化を助けてくれるのも、その役割を持った酵素のおかげです。だから、酵素と一口に言っても、その酵素は一体何をしてくれる酵素なのかということを、一つ一つ考えなければ意味がありません。

酵素が単独で血液の中に入り込み、何かをやってくれるということも考えられません。したがって、「酵素でダイエットができる」というのは根拠がなく、おおざっぱすぎる話で、きわめて怪しいものです。ぜひ、お気をつけいただきたいと思います。

最近では、普通の酵素と差別化するために、〝生酵素〟という、もっと健康に良さそうな名をつけられたサプリも売られていて、食前に飲むとやせられると宣伝されているようですが、まったくあり得ないことです。

骨盤矯正／フラフープ　△

腹部の筋肉を動かすと、確かにダイエット効果を得られる可能性はあります。

骨盤矯正ダイエットは骨盤を正しい位置にすることで、骨盤底筋を刺激するということになりますし、フラフープダイエットは骨盤上部にある腸腰筋を動かして鍛えるという理論になります。

いずれも正しく行えれば、下半身に大きな筋肉がつくので、エネルギー消費は高まるでしょう。

ただし、骨盤を形成する仙骨、腸骨、坐骨という3つの主要構成要素は、強い靭帯で結ばれています。骨盤クッションのようなものを腰の下に置いて寝るだけとか、腰に矯正ベルトを巻くだけでこの構成要素が正しい位置になって筋肉が刺激され、簡単にダイエット効果が得られるのかというと、やや安易すぎるのではないかという気がします。

フラフープの方は骨盤矯正よりも期待はできますが、自分が楽しんで続けていくことができるかどうかが最大のポイントになります。

サバ缶 △

テレビの情報番組で紹介され、にわかに話題となったダイエット法です。曰く、サバに含まれる不飽和脂肪酸EPAが、血糖値を下げるホルモンGLP-1の分泌を促すのでやせられる、というものです。

もっともらしい説明ですが、残念ながらこれは正しいとは言えません。EPAをサプリメントで積極的に摂らせた心臓病予防試験がありますが、[*30]特にやせるという効果は見出せていないからです。

劇的な効果は期待できないまでも、たんぱく質や脂を豊富に含む魚の缶詰自体は悪いものではありません。糖質の少ない食事のメニューに取り入れればロカボになります。またダイエット以外の面でも、魚の脂には動脈硬化予防の効果があります。

ただサバにこだわる必要はないでしょう。イワシでもサンマでも効果は同じです。

缶詰がいいというのには一理あります。酸化しやすいＥＰＡもほかの栄養素も、港近くで獲れたての魚を材料に作る缶詰には、しっかり閉じ込められているからです。生の魚は鮮度によって、栄養が流れ出てしまった後という可能性があるのです。

注意すべきは、魚の缶詰の味が、ご飯を進みやすくさせるということです。白いご飯で糖質を多く摂りすぎると、せっかくの効果も薄れてしまいますのでご注意を。

ざるそば

低カロリーのためにダイエットに効くと思われがちですが、ざるそばばかり食べていても、やせることはできません。

まず、そばは糖質が非常に多い食品です。その上、ざるそばだとほかの栄養素がほと

ん ど加わらないからです。

ざるそば1枚だと、わずかなネギやノリ以外、具材がありません。糖質ばかりで、たんぱく質や脂質、食物繊維はほとんど摂れない食べ物です。つゆにはみりんも含まれているでしょう。また、そば湯にも糖質がたっぷり含まれています。だから血糖値が上がって当たり前なのです。

そばをどうしても食べたいなら、かしわ（鶏肉）や卵をつけて、たんぱく質を同時に摂るようにするといいですね。それから、昼間からは難しいかもしれませんが、焼酎を一緒に飲むのも一つの手です。醸造酒には糖質が含まれますが、焼酎のような蒸留酒は糖質ゼロです。それに、適度なアルコールは肝臓の糖の放出にブレーキをかける方向に働きます。

粋な感じでそばをじっくり楽しむほうが、血糖値が上がらず、太らないということになるのですから、面白いものです。

シリアル △

シリアルも最近、とても人気があります。

シリアルは全般に、食物繊維が豊富に入っているという点では、とても優れた食品です。しかし、シリアルそのものがダイエットに効く食品だというのは間違いです。シリアルは玄米と同様に非精製の穀類を食べているようなものですので、基本的に糖質中心の食品です。糖質量を確認し、食べる量をコントロールしなければなりません。

特にたくさんのフルーツが入っているシリアルは、糖質が高くなりますので注意が必要です。また、お砂糖をかけて食べるのも、もちろんおすすめできません。

いずれにしても、糖質40グラム以内に抑えられるのであれば、シリアルは手軽な朝食として、食物繊維豊富な炭水化物の摂り方として、良いものだと思います。

もう一つ注意すべき点は、シリアルだけの朝ごはんは良くないということです。糖質であるシリアルを主食とし、卵でもベーコンでもお魚でもいいので、おかずでたんぱく質と脂を同時にしっかり摂るようにしましょう。

スーパーフード

スーパーフードとは、チアシード、キヌア、アサイー、マカ、ココナッツ、クランベリーなど、主に植物由来の健康食品の総称です。海外セレブも愛用し、美容とダイエットに効くという評判で、ここ最近、注目を集めています。アサイーは特に人気があり、ジュースを愛飲している人が多いと聞きます。

スーパーフードとひとくくりにされていますが、要は小さいけれど栄養素がいっぱい入っている食品の総称です。栄養価が高い、いろいろな栄養素を含んでいるということ自体は悪いことではありません。

ただ意地悪く言うと、何もスーパーフードにこだわらなくても、ほかの食品でその栄養を摂れれば同じことです。糖質の量は食品によって様々ですので、スーパーフードだから間違いないと思わず、各食品の糖質含有量はぜひ、気にかけてください。

アサイーが脚光を浴びたのは、ハワイの女の子があんなに日に当たっているのに肌が綺麗なのは、アサイーを食べてビタミンCを豊富に摂っているからだという説が流れたからだそうです。南国の健康的なイメージがある食品は往々にして持てはやされがちで、今度は〝アマゾンフード〟が来ると言われているそうです。

この手のものはいずれも「悪くはないけれど過信はしないで」ということです。

スムージー

スムージーがとても流行っていますが、残念ながら、それ自体は特にダイエットに有効ということはありません。

野菜を食べにくい生活のときプラスアルファの考えで利用するというのはとてもいいことですが、もしスムージーを朝食にするなら、それだけではなく、ほかのおかずもしっかり食べるようにしてください。野菜で作られたスムージーは低カロリーですので、それだけの朝食だと短期的にはやせるかもしれませんが、やがて筋肉が減って代謝が落ちてしまい、長期的に見るとリバウンドの可能性が高くなります。

スムージーで得られる栄養はビタミンや一部のミネラルだけです。同時にたんぱく質やカルシウムを摂らないと骨・筋肉は作られません。

また液体にしたからといって、その食品に含まれる糖質量は変化しません。むしろ問題は、飲みやすくするために隠し味としてフルーツを入れたり、ハチミツを混ぜたりすることです。そうすることによって、元の野菜よりも糖質量は増え、短期的にも太ってしまう可能性もあります。

スムージーはあくまで野菜を食べやすくするサポートと考え、スムージーを含めた糖質量がトータル40グラム以内の食事を、しっかり食べるようにしてください。

スロトレ……○

ゆっくりとした動作でトレーニングするスロトレ（＝スロートレーニング）を行うと、血糖の状態がよくなることを、東京大学の石井直方先生との共同研究で我々は経験しています。このトレーニング法は、器具を使わず自分の体の重さだけを使ってやることができ、関節を痛めずに行うことができますので、ダイエットのためのエクササイズ法としてはとてもいいと思います。

スロトレの考えを取り入れれば、たとえば歯を磨くというような日常の動作の中で、ゆっくりと力を入れてスクワットをするなど、大きな筋肉のトレーニングを行うことで、その効果が得られます。

スロトレをやると、成長ホルモンが出てきます。成長ホルモンは人間の体の様々な組織で働いて、成長を促したり元気の素になったりします。成長ホルモンが出ていると、体に筋肉がつきやすくなり、より大きなダイエット効果を得ることができます。

加圧トレーニングもスロトレと同じ理論です。ともに筋肉を少し酸素不足にさせることで、その後に血流が入ってきたとき、成長ホルモンが一気に出てくるという作用を利用したものです。

◎タニタの社員食堂……△

体重計、体脂肪計のトップメーカー、タニタの社員食堂のメニューが健康に良く、ダイエットにも有効だということで、一時期、レシピ本などが大きな話題を集めました。

このレシピは確かによく考えられているものだと思います。うまく使えば、ダイエットに結びつけることができるでしょう。

ただ、タニタ食堂のメニューはカロリー制限を基本にして考えられているものですので、本書で推奨しているロカボとは考え方が異なります。お伝えしているとおり、カロリー制限には体重を減らす効果がありますので、タニタ食堂の料理を食べていれば確かにダイエットをすることはできます。

でも一つ気をつけなければならないことがあります。タニタ食堂はごはんを自分で盛ることになっていて、メニューのカロリー量は、ごはんを一番小盛りにした場合で計算されています。

おかずだけでヘルシーな気になり、足りないからごはんを大盛りにしたとしたら、糖質もカロリーも過多になってしまいます。

食べ順……○

食べ順ダイエットというのがあります。食べる順番を変えるだけで、やせられるもんかと思う人もいるかもしれませんが、意外やこれは効果ありだと思っています。

食べ物に含まれている栄養素をしっかり考え、食べる順番を決めるのはダイエットのために大事なことです。なぜなら、血糖値が上がってしまってから抑えるより、最初から上がらないようにするほうが望ましいからです。

本来の食べ順ダイエットは、食物繊維の多いものから先に食べるというものですが、ロカボの理論による食べ順はもっとシンプルです。

糖質を含むものを最後にするだけでいいのです。ベジファースト＝野菜が最初である必要はありません。とにかくカーボラスト＝糖質を最後に食べるようにしてください。

肉や魚などで脂とたんぱく質、野菜で食物繊維、これらをしっかりと全部食べ、最後に炭水化物であるお米やパンを食べるようにしてください。

カーボラストにすることによって、インスリンをあまり使わずに血糖の上昇を抑制することができます。

朝食抜き ●

絶対にやらないようにしてください。

三食[*31]をきちんと食べた場合、朝食を抜いた場合、朝食と昼食を抜いた場合、この3パターンで血糖値の上下動を比較した研究があります。その結果、血糖値が安定していたのは三食を食べていたグループです。朝、昼、夕ときちんと食べていると、食事をとった後も血糖値が急激に上がることはないのです。

一方、どこかの食事を抜いた場合、朝食抜きだと昼食の後、朝・昼抜きだと夕食の後の血糖値が、急激に上昇していました。三食のうちのどこかを抜くと、その次の食事のときにドンッと上がってしまうのです。

つまり、朝食をしっかり食べていたほうが血糖値は管理しやすい、すなわちダイエットしやすいということになります。一方、三食食べたときの血糖値がもっとも上昇していたのは、もっとも食事量の少なかった朝食後でした。朝食はしっかり食べたほうが良いけれど、朝食の糖質は特に軽くしておいたほうがいいようです。

単純なカロリー制限であれば、三食のうちのどこかで減らせばいいので、抜きやすい朝食を省略するのだと思いますが、これは百害あって一利なしです。

腸内洗浄／コーヒー浣腸

ダイエットに興味を持っている方は、デトックスという言葉に敏感です。

デトックスとは、体内に溜まった毒物を排出させることで、ダイエットにも関係するような言葉の響きがあります。人間の体で最大のデトックスは、排尿と排便です。そのために排便を促す腸内洗浄やコーヒー浣腸という手法が、流行しています。

もちろん腸内洗浄やコーヒー浣腸で宿便を排出できれば、便の重さ分だけの体重減少は起こるでしょうが、やせたということにはなりません。それよりも宿便を取り除くと腸内環境が整い、腸内細菌が増えるという効果が喧伝されているようです。

でもその効果のほどは未知数です。ダイエットにとっていいかもしれないし、大した効果は期待できないかもしれません。少なくとも、確実に良いという情報はいまのところありません。

それよりも心配なのはデメリットのほうです。

特に流行っているコーヒー浣腸は、やりすぎることによって直腸に穴が開いたとか、直腸をやけどしたという例もあるようです。

現在のところ、〝君子危うきに近寄らず〟で避けたほうがいいと思います。

●低インスリン……◯

低インスリンダイエットというのは、低ＧＩ食でやせるという考え方です。「グリセミック・インデックス」を略したＧＩというのは、食後血糖値の上昇度を表す値のことです。つまり、糖質制限と考え方の根は同じですので、低ＧＩ食自体は悪くありません。糖質の量を考える糖質制限に対して、糖質の質を考えるのが低ＧＩ食ということになります。

ただ、ＧＩは多くの人の平均値であり、個々の方において、その数値に従って血糖値が上昇しにくいかは保証がないという問題があります。さらに、日常生活の中で実行するのは難しいという側面があります。

たとえば、おそばやうどんは一緒に食物繊維や脂を食べる、お米ならお酢を合わせるなど、低インスリンダイエットでは食べ合わせが重要になってきます。

そもそも組み合わせを記憶しておくのは難しく、さらに、毎日の生活の中に取り入れて実行するのはかなり大変だというわけです。

ロカボであれば、食べる糖質を制限し、血糖値の上昇を抑えますので、低インスリンダイエットが目指すのと同じか、あるいはそれ以上の効果を簡単に得ることができるのです。

豆乳クッキー

食事を一食、豆乳で作ったクッキーに換えるというダイエット法です。

食事をほかのものに換えるという意味では、置き換えダイエットの一つなのですが、普通のクッキーではなく豆乳クッキーであるところに、何か意味がありそうな感じを持たせる方法です。

でも、普通は乳製品で作られるクッキーを豆乳製のものにしたところで、残念ながらあまり意味はありません。動物性のバターは危ない、植物性の大豆なら大丈夫という考えは、『タイム』誌が〝バターを食べなさい〟と言っている現在においては存在しないからです。

確かに[*32]欧米人の場合、糖質を控えていても動物性たんぱく質や油を食べている人は死亡率が高く、植物性たんぱく質や油を食べている人は生存率が高いというデータがあります。だから植物性の方がいいという考え方が出てきますが、日本人の場合の研究では、動物性でも植物性でも違いが出ないのです。*33 日本人はたんぱく質や油の動物性、植物性は関係なく、糖質摂取量の少ない人が死ににくいのです。

動物性よりも植物性の方が好きな人はもちろん豆乳クッキーにしていいと思いますが、一番の問題は、甘いクッキーで血糖が上がってしまったら元も子もないということです。

8時間ダイエット

イスラム教徒が行うラマダーンのように、午後9時から午前5時まで、もしくは午後11時から午前7時までの8時間に集中して食事をし、それ以外の時間には一切食べ物を口にしない、8時間ダイエットというものがあります。

*34 まず本物のラマダーンですが、その期間の糖尿病の方の健康管理はとても難しく、それだけで論文が書かれたりしているほどです。ラマダーンは宗教行為ですので、イスラム教徒に「やらないほうがいい」と言うことはできませんが、純粋に医学的な観点からすると、避けたほうがいい食事法ということになってしまいます。

8時間ダイエットのポイントとして、食事をしない16時間の空腹時間は血糖が減り、脂肪が燃焼しやすくなるという効果が謳われています。それは間違いではありませんが、プチ断食や朝食抜きと同様、問題はきちんと食べないと筋肉が落ちるということと、次に食べたときに血糖値が思いきり上がってしまうということです。

イスラム教徒の女性が、ラマダーン期間中に体重を増やしてしまうという報告もあります。食べられる時間に好きなように食べていては、減量できないのです。

「ダイエットを頑張っている」という意識を高める効果はあるかもしれませんが、食事の楽しみを奪い、ただ闇雲に絶食するこの方法がいいとはとても思えません。

◎半身浴……△

一時期、一世を風靡した半身浴ダイエットですが、最近、〝実はあまり効果がない〟という説が紹介され、逆の意味で再び話題になりました。半身浴を取り入れている人は非常に多いと聞きますので、ショックを受けられた方もいたことでしょう。

心臓に負担をかけずに長時間入浴できる半身浴は、少なくとも体に悪いということはありません。でも、それが直接ダイエットにつながるかというと、疑いを持たれても仕方がないところがあります。

入浴することによって汗をかき、体の水分を減らしても、直接的な脂肪燃焼効果は期待できないからです。

でも私は、ダイエットを実践するなら、入浴そのものはメリットがあると考えています。サウナの頻度を上げることによって全身の血管の状態が改善したという海外の論文[*35]も存在します。入浴によるリラクゼーション効果の影響もあるかもしれません。

入浴方法はサウナでも全身浴でも半身浴でも、恐らく大きな差はありません。ロカボの食事法と適度な運動をしているという前提であれば、入浴はダイエットの効果を増進させてくれる可能性を持っています。

冷や飯

同じ量のごはんを食べるなら、温かいごはんではなく冷や飯にするとやせられる、というのが冷や飯ダイエットです。

同じデンプンでも、熱が加わっているとブドウ糖に変換されるスピードが早くなるということを根拠としていて、レジスタントスターチダイエットなどとも呼ばれています。温かいごはんは血糖値を上げやすくするので、冷たいごはんを食べたほうがいいというストーリーです。

これは必ずしも間違いではありませんが、実はその差は微々たるものです。体への影響はそれほど大きいものではありません。私たちが実験で血糖値の上昇を見るとき、冷たいおにぎり2個と野菜ジュースでやっても、血糖値はちゃんと上がります。

これと同じ理論で夏場には「冷やし中華でやせる」というテレビの企画もあったようです。

冷たい食べ物はブドウ糖に変換されるスピードが遅い→血糖値が上がりにくい→太りにくいという、短絡的なストーリーが先にあって、いろいろな食べ物をそれに当てはめているだけで、現実としては、労多くして得るものの少ないダイエット法といえるでしょう。

ビリーズブートキャンプ

一時期、一世を風靡《ふうび》した、エクササイズによってやせる方法です。軍隊に入隊したのと同じような、厳しいトレーニングを体験できるわけですから、ダイエット効果は間違いなくあると思います。

ただしこれが流行った当時、せっかく入隊してもだいたい二〜三日でみんな除隊してしまうと聞きました。体力的にもきつい上、一日目からマンションの下の階の人に、「ちょっと勘弁してくださいよ」と言われてしまうこともあるとか。

エクササイズによるダイエット法はほかにも、トレーシーメソッドやTRFのダンスDVD、モムチャンダイエット、カーヴィーダンス、体幹エクササイズなど様々なものがあります。これらはみな一緒で、続けられたら間違いなくやせられるでしょう。

大事なのは、自分が楽しく、無理せずに続けられるものを見つけられるかどうか、この一点のみなのではないかと思います。

プーアール茶／黒烏龍茶　△

はっきりと検証した論文が存在しないので言い切りにくいのですが、プーアール茶や黒烏龍茶には、確かに脂肪を減らす効果がありそうです。

お茶は中国四千年の歴史とともに形成された文化ですので、科学的に証明されていないからと言って、否定はできません。

最近は中国でもかなりいい論文が書かれるようになってきていますので、いずれきちんとした形で、肥満に効く成分などが証明されるかもしれません。

日本を含め、東洋医学的なことはまだまだ発展途上にあります。生活に根付いた習慣としてうまく付き合い、ダイエットにもほどほどに取り入れていけばいいのではないかと思います。

プチ断食　●

プチ断食がダイエットに有効だという説が広まっています。これは本当なのでしょうか？

まず、たとえ一日限りであっても、断食してたんぱく質の摂取がないと、筋肉が落ちやすくなるという事実から目をそらすことはできません。

また2～3日断食をすると、細胞が休止状態に入り、インスリンを出す力が少し落ちてしまいます。そこに断食明けで糖質豊富な食事をすると、インスリンの分泌は落ちている分、普通よりも血糖値が上がりやすくなります。

プチ断食をやっている方に聞くと、断食明けには酵素ジュースやニンジンジュース、おかゆやオートミールなどの消化に良さそうなものを食べるそうです。

インスリンの分泌が鈍っている体に、消化吸収されやすいものを食べるというのですから、より血糖値が上がりやすくなる可能性があります。血糖急上昇の相乗効果が見込まれてしまうわけです。

断食に関しては、筋肉が減って代謝が落ちることと、食事を再開したときの血糖値急上昇、この二つの問題が懸念されるので、ダイエット法としておすすめすることはできません。

◎プロテイン ……△

プロテインというのは、たんぱく質の英語表現です。つまり元来の意味でのプロテインダイエットは、たんぱく質をしっかり摂って筋肉をつけ、代謝を良くしてやせるということですので、ごく自然なダイエット法です。

しかし日本の場合、プロテインというとサプリを指すことが多く、プロテインダイエットとは一食をプロテインサプリに置き換えてやせようというダイエット法のことです。

糖質を控え、しっかりとたんぱく質を摂ることは悪いことではありませんので、このダイエット法には一理あるようにも思えます。問題はプロテイン商品にあります。プロテインサプリはあまり食べやすいものではないので、商品によっては味を良くするために、糖質を入れて甘くしているものもあるということです。

たんぱく質を摂るために、そんな糖質の多いプロテインサプリを食べるくらいだったら、美味しいステーキでたんぱく質を摂った方がいいのではないかと思えてなりません。

忙しくてそれしかできない人だったらこの方法もありだとは思いますが、食事の楽しさを削ってまでわざわざ選ぶメリットは特にないということです。

ベジタリアン

ベジタリアン、つまり植物性の食品しか食べない食事法を行うと、血糖値が下がるという信頼できる研究報告[*36]はありません。信[*37]頼できる総説による「効果は期待できない」という反対意見もあるからです。

ではダイエット向きの食事法なのかというと、待ったをかけなければなりません。

ベジタリアンで気になるのは、豆、イモ類、あるいはフルーツ、ハチミツなどの糖質が多い食品を頻繁に摂りがちになることです。

たんぱく質不足になりやすいという点も見過ごすことはできません。たんぱく質が不足すると筋肉が落ちやすくなるばかりか、骨粗しょう症になり骨折のリスクが高まります。

ベジタリアン[*38]とは違いますが、マクロビオティックの食事法も、やはり骨密度を低下させるという報告があります。

ベジタリアンもマクロビも、極度の肥満になってしまった人が治療食としてやるのはいいかもしれませんが、効果のほどがまだ確定的ではないことに加え、弊害が心配なので、美容のためのダイエットとしておすすめすることはできません。

巻くだけ／ロングブレス……△

腰にベルトを巻くだけでやせられるという、「○○だけ」ダイエットものです。簡単すぎるので疑ってかかる方もいるかもしれませんが、これは効果ありなのではないかと思います。

ベルトを巻くことによっておなかに意識を置くということには、確かに意味があるのです。筋トレをするときにも、ただ漫然とやるのではなく「いま、ここの筋肉を使っているんだ」と意識することによって、効果が大きく変わってくるのと同様です。ドローイングダイエットといって、おなかを意識的に引っ込めるだけで、やがておなか回りがやせていくという方法もありますが、理論は同じことです。

ベルトを巻いたら、おなかから骨盤のあたりの筋肉を意識下に置くようにしてください。

同様の理論のダイエット法として、ロングブレスダイエットというものがあります。一時期非常に流行った、長く強く息を吐き出すとやせられるというものです。

これも吐く息に意味があるのではなく、そのような呼吸法をすることで、おなかに意識を集中させて力を入れられるので、効果が得られるのだろうと思っています。

◎有酸素運動

有酸素運動がダイエットに効果的だということはいまさら言うまでもないのですが、前の項目で筋トレと食事のタイミングの話が出てきましたので、有酸素運動についても考えてみたいと思います。

有酸素運動によって体の中の糖質を処理すると考えると、運動は食事の後のほうがより高い効果が出ます。筋トレは食事の前にするのが効果的でしたので、逆になるのですね。

たとえば、「あっ、うっかり糖質をたくさん食べちゃった」と思ったら、食後に有酸素運動をすれば、多少は取り返すことができます。

「普段からもりもり体を作って、食べても脂肪がつかない体にするぜ」という体作りありきのダイエットをするのであれば、食前に筋トレをするのがいいのです。

もちろん2つを組み合わせ、食前の筋トレ、食後の有酸素運動をやれば、効果はより高くなります。

夜トマト

夜にトマトを食べるだけでやせられる、という噂のダイエット法です。トマトに含まれるリコピンが成長ホルモンの分泌を促すとともに、抗酸化作用によって血糖値を下げると考えられているようですが、疑問符をつけざるを得ません。

まず、トマトを普通に食べて得られる量のリコピンで、成長ホルモンが大きく変わるということは考えられません。また抗酸化作用の方ですが、抗酸化剤を用いた試験自体も臨床上のメリットを証明しておらず、実臨床と結びついていないという現状があります。

ダイエットとは少し離れますが、いまのところリコピンの健康への効果については、疫学調査で、摂取が多い人にガンが少ないという話はあるようです。ただしこれも、本当にリコピンが効いているのかは分かりません。もしかしたら、リコピンをたくさん食べるような生活をしている人の別の習慣、食べ物や生活が関係している可能性もあるのです。

そもそもトマトは野菜類の中ではやや糖質が高い食べ物です。特に甘みの強いフルーツトマトは、かなり多くの糖質が含まれています。糖質の高い物を食べると血糖が大きく変動して、抗酸化どころか逆に酸化ストレスがかかってくるのです。

トマトでやせられるというのは、鵜呑みにはしないほうがいいと思います。

レコーディング△

食事の内容や体重を記録するだけという手法です。同じような方法として、体重計に「乗るだけダイエット」「計るだけダイエット」などというのもあるようです。

まず基本的に、何かを記録するだけでやせるということはあり得ません。しかし、毎回の食事の内容や自分の体重を記録し、振り返ることには大きな価値があります。

ロカボのダイエット法でも、私は自己血糖測定を推奨しています。糖尿病の患者さんが携帯している、小型で手軽な血糖測定装置を使い、食事ごとに血糖値の上がり下がりを確認するというものです。

測定するだけで血糖値の状態が良くなり、やせるということはもちろんありません。しかし血糖値を測定し、振り返って高血糖となった原因は何だったのだろうかと推測できる人は、必ず血糖値が良くなり、やせていくことができるものです。

レコーディングダイエットも同様に、食事を記録するだけ、体重を測るだけでは結果は伴わないでしょうが、記録した上で体重の増減と食事の内容との関連性を推測できるようになれば、きっとやせられると思います。

食事の内容も体重も血糖値も、「記録するだけ」「計るだけ」ではなく、記録して気づく、測って気づくという〝気づき〟のほうが重要なのです。

参考文献

*25 Diabetes Technol Ther 2015, 17, 413-419
*26 Diabetologia 2014, 57, 1552-1560
*27 Nutrients 2015, 7, 2839-2849
*28 Nutr Rev 2014, 72, 651-661
*29 Exp Biol Med (Maywood) 2003, 228, 1190-1192
*30 Lancet 2007, 369, 1090-1098
*31 Diabetes 2008, 57, 2661-2665
*32 Ann Intern Med 2010, 153, 289-298
*33 Br J Nutr 2014, 112, 916-924
*34 Ali S et al. Diabet Med 2016, Jan 23 Epub
*35 J Am Coll Cardiol 2001, 38, 1083-1088
*36 Cardiovasc Diagn Ther 2014, 4, 373-382
*37 Circulation 2016, 133, 187-225
*38 Eur J Nutr 2005, 44, 341-347

Part7

やせるだけではない
ロカボの効果

高血糖はなぜ怖い

この章では、ダイエットからは少し離れ、糖質の高い食べ物がもたらす高血糖について考えてみましょう。

いま、日本人のだいたい6人に1人が血糖異常者です。40歳以上に限定したら、およそ3〜4人に1人の割合に増えます。

糖尿病とは一言で言うと、インスリンの働きが悪くなり、血液中のブドウ糖の値＝血糖値が異常に高くなってしまう病気のことです。

健康な人の場合、血糖値は空腹時で100㎎／dℓもしくは110㎎／dℓ未満、食後は140㎎／dℓ未満に保たれています。これが空腹時126㎎／dℓ以上、または食後200㎎／dℓ以上になると糖尿病と診断されます。

何かの原因でインスリンがまったく分泌されなくなる1型糖尿病と、生活習慣をきっかけに発症する2型糖尿病、そして遺伝子異常やほかの疾病に伴うもの、大きくはこの3つに分けられます。いずれにせよ、糖尿病になるとすい臓の細胞が弱くなってしまい、インスリンが足りなくなる、もしくは完全に出なくなってしまいます。

糖尿病で本当に恐ろしいのは、糖尿病そのものよりも、糖尿病が発端で発症してしまう合併症です。糖尿病には三大合併症といわれるものがあります。細小血管が傷むことによって起こる、腎臓、目、そして神経の障害です。この三大合併症と並んでリスクの高い病気が、動脈硬化症です。糖尿病から動脈硬化症へ進むと、冠動脈疾患といった心臓病や脳卒中などの脳血管障害、そして足に障害が起こってきます。

高血糖はまた、ガンのリスクも高めます。大腸ガンや肝臓ガン、すい臓ガンは、普通の人と比べて、糖尿病の人の発症率が1・8〜1・9倍も高くなります。それ以外にも、子宮体ガンや乳ガンのリスクも高まります。ガン細胞はブドウ糖だけをエネルギー源にします。そのために高血糖状態の体ではガン細胞がエネルギー源を取り込みやすく、増殖しやすいからと考えられます。

いま、日本人の死因は、1位・ガン、2位・心臓病、3位・肺炎、4位・脳卒中となっています。肺炎のほとんどは脳卒中の後遺症で起こっているものですのでひとくくりにすると、ガン・心臓病・脳卒中の3つが、日本人の死につながる主な病と考えていいでしょう。このいずれにも、糖尿病が密接に関係しているのです。

日本人はもともと糖質に弱い

　欧米の人はインスリンを出す力が強く、太らない限り、最終的に糖尿病になることはほとんどありません。太っていなければ、食べても食べても十分な量のインスリンが出るので、血糖値は上がりにくいのです。

　一方、日本人を含む東アジア人は、そもそも体質的にインスリンを出す力が弱い人種です。そのため、肥満になる前に血糖値が上がってしまう人がたくさんいます。事実、日本人の場合、2型糖尿病を発症する人の半数以上は肥満ではありません。ですから、太っていないから糖尿病の心配はない、とは言えないのです。

　その上で、なぜ糖尿病になってしまうのかを考えましょう。まず、父母に糖尿病の人がいる場合です。体質が糖尿病になる、ならないに関わっています。

　次に、普段から糖質が高い食べ物をたくさん食べている人です。たとえば、白米の摂取量が多い人ほど、糖尿病の発症率が高くなるというデータがあります。[*39] 血糖値が高くなるほど体のいろいろな細胞に負担がかかり、インスリンをどんどん出せなくなっていきます。結果的に、さらに血糖値が上がりやすくなってしまうという悪循環に陥ってしまい、糖尿病を発症します。

3つ目は運動不足です。運動量が多いと筋肉の糖の取り込み能力が高くなり、血糖値が上がらないようになります。そして4つ目が加齢です。残念ながら年齢とともに、インスリン分泌能力の低下が進んでいくということは間違いありません。

このように糖尿病、特に日本人の糖尿病の大半を占める2型糖尿病に関しては、①体質、②食事、③運動、④加齢の4つの要素が発症に関わっています。しかし①体質、④加齢についてはどうしようもありません。②食事、③運動という、日頃の生活習慣で予防していくことが重要です。

ロカボは寝たきりも老化も防ぐ

２０１３年の段階で、日本の人口の25パーセントを65歳以上の高齢者が占めています。これからもその割合は、どんどん増大していくことでしょう。

高齢の方にもロカボはおすすめできる食事法です。ロカボ食にすることによって、高齢者特有の衰弱するような変化から逃れることができるからです。

筋肉や運動機能の衰えによって、要介護になるリスクが高まったことを表す、ロコモティブシンドロームという言葉があります。そういった言葉ができるほど、高齢者の筋肉や骨が弱くなる変化が、これからの社会で大きな問題となることが予想されています。

骨といえばカルシウムが大切と思われるでしょうが、骨はカルシウムだけでできているわけではありません。コラーゲンという柔らかい部分に、硬いカルシウムがくっついてできていて、コラーゲンは骨全体の約50パーセントもの体積を占めています。

カルシウムの沈着のレベルがまったく同じであっても、糖尿病の人は健康な人に比べ、骨折が起こりやすいものです。それは、骨の中のコラーゲンに糖がくっついてしなやかさが失われ、パキンと割れやすい骨になっているからなのです。

高齢者の筋肉や骨を保持し、動けなくならないようにする、寝たきりを予防するというアンチエイジング、ロコモ対策という観点で見ても、ロカボ食は大きなニーズがあると言えるでしょう。

糖尿病は血管年齢を15歳、上乗せする病気と言われています。血管は全身にくまなく散らばっていますので、そこが傷むということは、全身が老化するということにつながります。

先述した動脈硬化はまさに血管の病気ですし、アルツハイマー病に関しても、ネズミを使った動物実験で、短時間の高血糖であっても脳の中のアルツハイマーの原因物質が増え、高齢なネズミほどそれが元のレベルに戻るのに時間がかかったというデータがあります。[*40]

このように、糖質の高い食べ物を摂ることによる高血糖は、本当にいろいろな老化現象のキーになっていると思われます。

ロカボで社会が変わる？

私は、ロカボの考え方が広がることによって、ダイナミックに社会を変革することができるかもしれないと思っています。

近年、アメリカではついに、これまでずっと増え続けてきた糖尿病の患者数の増加率がなだらかになってきています。２００８年に肥満の治療法として糖質制限食が認められたあたりから、増加率に変化が出てきているのです。私は、ロカボがもっと広まることによって、日本の糖尿病の増加率も、減少に転じるようになると信じています。

もし糖尿病の患者数が減れば、糖尿病の先にある、現在年に3万5０００人もの人たちが導入されている人工透析患者を減らすことができるでしょう。また、ガンを減らすこともできるし、動脈硬化の防止も期待できます。老化を抑制し、寝たきりやアルツハイマー病になる人を減らすことも期待できます。そうなれば、私たちの簡単な試算ですが、年間１５００億円もの医療費が削減できるのです。

さらに、透析患者は週に3日、透析病院に行かなければならないので仕事も満足にできなくなる方がいますが、ロカボな社会の実現によってそういう方を救うことができれば、生活保護になる確率も下がり、社会保障費も減らせるのではないかと思っています。その額は少なくとも数千億円から1兆円を超える規模なのではないかと考えられます。

ここまではマイナス要因を減らすという経済効果ですが、ロカボにはもっと前向きな経済効果も期待できます。

たとえば、いままでは外食をできなかった人ができるようになりますし、飲み会にも行けるし、スイーツを楽しめるようにもなります。太っていた人がやせたら、新しく洋服を買っておしゃれをしたくもなるでしょう。ホテルがロカボに取り組んでくれたら、いままでは体のことや食べ物が心配で旅行にも行けなかった人たちが、おいしいものを食べに旅行に行くということもし始めるでしょう。

食品メーカーやレストランなどの売り手にとっては、これまでおいしいものを食べるのをあきらめていた人たちという、大きなマーケットが生まれます。

買い手である消費者は、それを食べて健康になれます。

ロカボによって、「売り手よし、買い手よし、世間よし」の三方よしの社会が実現する。これが私たちの考えている、未来のあるべき〝ロカボ社会〟の姿です。

桐山秀樹氏の死について

２０１６年2月、ノンフィクション作家の桐山秀樹さんが急性心筋梗塞のため亡くなられました。

桐山さんは、糖質制限食によって減量に成功したご自身の体験を２０１１年に著書で発表し、日本における糖質制限食の認知・普及に貢献された方です。

桐山さん急死の報を受け、世間では糖質制限食が原因なのではないかという臆測が広がり、私自身もいくつかのメディアからコメントを求められました。

ここで、桐山さんの死と糖質制限の関連性について、私の見解をまとめておきたいと思います。

①糖質制限を行うことにより、死亡率が上昇するという仮説は成立しません。

これは信頼性のある２つの論文を根拠にしています。

1つは NIPPON DATA80[*41] という観察研究で、日本人において糖質摂取量と死亡率の関係性を検討した唯一の論文です。この中で、日本人では糖質摂取の少ない人のほうが、死亡率は低くなるということが、はっきりと示されています。日本動脈硬化学会がガイドライン作成に際して、その根拠として利用した信頼性のあるデータがNIPPON DATA80ですので、信ぴょう性に異議を唱える人はいないと思います。

2つ目は、日本人も含め世界的に実施されたEMPA-REG OUTCOME[*42]という試験です。この研究では、薬理学的糖質制限とも言えるSGLT2阻害薬を使用することにより、心臓病や脳卒中といった動脈硬化症が予防されたばかりでなく、たった3年間の試験で死亡率にまで差がつき、SGLT2阻害薬の有用性が示されました。薬理学的糖質制限によって、死亡率は低下するということが証明されているのです。

こうした信頼できる試験結果から考えると、現時点で「糖質制限で死亡率が上昇する」というストーリーは成立しません。

②たった一人の死から、治療法の誤りを同定できるものではありません。

たとえば同じ病気に対する治療法、AとBがあったとします。同数の患者さんに、それぞれA、Bの治療法が施されました。

すると、Ａという治療法を行ったにもかかわらず、３年間で30人の方が亡くなりました。一方、Ｂという治療法では、３年間で21人の方が亡くなりました。これは、Ｂという治療法で９人の命が救われているので、相対的にＡよりも30パーセント死亡率が低下しているということになります。しかしＡという治療法をしていて亡くなった30人のうち21人、つまり70パーセントの人は、Ｂという治療法を選択しても亡くなるということになります。

では、Ａという治療法をしていて亡くなった30人のうち、どの人がＢでも助からなかった21人で、どの人がＢにしてさえいれば助かった９人なのか、区別することはできるでしょうか？

絶対にできません。

桐山さんが２０１０年に糖質制限食を始めたきっかけは、自身が重度の糖尿病であると診断されたことだったといいます。科学的にはあり得ない仮定ですが、仮に糖質制限が他の治療法Ｂに比較して死亡率を上昇させるような治療法であったとしても、桐山さんがＢの治療法でも救うことができなかった70パーセントの中に入るのか、それとも糖質制限食をやっていたからお亡くなりになった30パーセントに入っていたのかを判断することは誰にもできないのです。一人の方の死亡を根拠に、その方がなさっていた治療法を否定することは、まったく無意味なことです。

一人の死から治療法選択のミスの有無を判定することなどできません。

カロリー制限をしていて亡くなった方を私は何人も見てきています。カロリー制限をしていて骨折をした方も何人も見ています。間違いなくすべての糖尿病医はそうした経験をしています。その際に、カロリー制限が原因であると言っている医師は見たことがありません。それは当然で、一人の死、一人の骨折から、治療法選択のミスなど判断できないからです。

一人一人の死を前に、きちんと死因を推定するという臨床医として当然のことをちゃんとやってきた医師は、別の言葉で言えば、臨床医としてきちんとしたトレーニングを積んできた医師は、死因や治療法の問題を同定することに慎重です。結論ありきで桐山さんの死と糖質制限とを結びつけたりはしないのです。

いずれにしても、桐山さんのことは、大変残念でなりません。

心からご冥福をお祈りしたいと思います。

参考文献

＊39 Am J Clin Nutr 2010, 92, 1468-1477
＊40 J Clin Invest 2015, 125, 2463-2467
＊41 Br J Nutr 2014, 112, 916-924
＊42 N Engl J Med 2015, 373, 2117-2128

あとがき

2015年には、1型糖尿病というインスリン注射が不可避なご病気を持つ患児の親御さんがお子さんを祈禱師に託してインスリン注射をやめさせ、お子さんの生命が奪われたという痛ましいニュースが流れました。

情報があふれる現代において、正しい情報を取捨選択するということは、とても難しいことなのかもしれません。このような命に関わるレベルではなくとも、同じような情報の取捨選択の失敗例を私は日常の診療室の中でよく見ます。「うどんと違っておそばだから血糖値は上がらないはずだ」「十穀米だから白米とは全然違うはずだ」といったお声を患者さんから聞くたびに、「通常の状況よりはまだまし」という話が、「これならまったく問題がない」にはき違えられることの頻度の高さを感じます。

結局のところ、〝○○さえやっていれば大丈夫〟〝通常の医療は間違っていてそんな治療はする必要がない〟といった情報の危うさを本当に痛感しています。

なぜ、そうした安易な情報に多くの方たちが流されてしまうのでしょうか？　そこには、安易な情報に流されてしまう側の情報リテラシーの問題ばかりではなく、既存の医療が解決できていない、あるいは光をあてていないものがあるという医療側の問題が存在しているのだと思います。たとえば、これまでの栄養学では、苦労に苦労を重ねてようやく目標体重になった（あるいは理想的な血糖値・中性脂肪値になった）は良いものの、それを維持するためにそれまで以上の苦労を積んでいく必要があるという状況でした。すなわち、これまで長らく体重の減量法や糖尿病の食事療法として主役を担っていたカロリー制限食では、おのずとカロリー消費が低下しますし、特に脂質制限食を伴ったカロリー制限食ではカロリー消費の低下が顕著です。せっかく減量しても、当初の努力では維持できず、リバウンドしてしまうのが当然だったのです。それに対して、リバウンドする原因を本人の努力不足だけで説明してきたところにご本人のつらさがあります。どうせ、医療者の言うとおりにがんばってもうまくいかないのなら、テレビで言っている（本当にあてになるかは分からないとご本人も思っているのだけれど）安易な方法を試してみようという気持ちになるのはある意味当然なのかもしれません。

この状況を解決する最善の方策は、やはり安易でありながら問題の真髄を解決できる医療を提供することにあります。安易にトライしてみた治療法により有効性が体感できるという状況こそが、その方が誤った情報に振り回されないで済む方策だと思うのです。

減量やアンチエイジングにおいてそのような治療法がロカボです。ロカボは、主食や甘いものに含まれる糖質の摂取量に工夫をするだけで、おなかいっぱいに食べても減量効果を得られます。ロカボでは、脂質やたんぱく質をしっかり摂取することで、満腹になりやすいがゆえにエネルギー摂取が極端に増えるようなことはなく、一方でエネルギー消費が高くなるので、体重減量効果が得られやすく、リバウンドしにくいのです。ロカボでは、おいしいものを楽しみながら、糖質をやめるのではなく、糖質量を意識するということにより、気づけば食後高血糖が是正され、知らぬ間に適正な体重になることができます。

本書では、昨年の『糖質制限の真実』に記載した、緩やかな糖質制限〝ロカボ〟の医学的な有効性を再度概説し、なぜ、気づけば減量しているのかを説明するとともに、世にあふれる怪しい健康情報の真偽のほどを述べてきました。

ロカボにおいては、〝苦労はしていただきたくない。でも、工夫はしていただきたい。何も考えなかったら、何もしなかったなら、太って糖尿病になるのが現代なのだから〟という共通の思いで、様々な志ある企業がいろいろな商品を製造・流通・販売していま す。そうした商品にはロカボ・マーク（次ページ）がついています。本書の読者の方たちには、ぜひ、このマークに付記されている数値を参考にロカボ・ライフを楽しく送りながら健康になっていただきたいと願っております。

二〇一六年六月　山田 悟

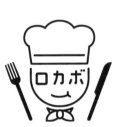

巻末資料

糖質が少ない食品、多い食品
食品100gあたりの糖質含有量

	糖質が少ない食品	糖質が多い食品
⑦ 果実類	アボカド、オリーブ、ココナッツ	左以外（いちご、ミカン、リンゴなど）、ドライフルーツ
⑧ きのこ類	すべてOK	
⑨ 藻類	すべてOK	
⑩ 魚介類	すべてOK	
⑪ 肉類	すべてOK	
⑫ 卵類	すべてOK	
⑬ 乳類	右以外はOK	コンデンスミルク
⑭ 油脂類	すべてOK	
⑮ アルコール飲料類 （△甘口のワインは要注意です）	ウイスキー、ウオッカ、焼酎、ジン、ラム、ワイン（△）	紹興酒、日本酒、ビール、ロゼワイン、シャンパン（超辛口は大丈夫）
⑯ 嗜好飲料類	コーヒー、紅茶、日本茶、ウーロン茶、プーアル茶、ジャスミン茶、コーラゼロ	砂糖入りコーヒー、砂糖入り紅茶、シロップ入りアイスコーヒー、果汁ジュース、コーラ
⑰ 調味料・香辛料類	こしょう、塩、しょう油、酢、白みそ以外のみそ	ケチャップ、砂糖、市販ソース、白みそ、みりん

糖質が少ない食品、多い食品

	糖質が少ない食品	糖質が多い食品
① 穀類		米（ごはん・かゆ・餅）、小麦（パン類・麺類・小麦粉・餃子の皮・ピザ生地など）、そば、うどん、コーンフレーク、ビーフン
② イモ類	こんにゃく	さつまいも、じゃがいも、やまいも、くず、マロニー、春雨
③ 甘味料	エリスリトール（商品名パルスイート、ラカントS、シュガーカットゼロ）などの人工甘味料	砂糖、和三盆、黒糖、グラニュー糖、蜂蜜、メープルシロップ
④ マメ類	大豆、大豆製品（豆腐・湯葉など）、枝豆	あずき、いんげん豆、えんどう、そら豆、ひよこ豆、レンズ豆
⑤ 種実類	アーモンド、杏仁、カシューナッツ、くるみ、けし、ごま、ピスタチオ、ピーナッツ、マカダミアナッツ	銀杏、栗
⑥ 野菜類 （△の野菜は多量に使用する際には糖質の計算が必要ですが、使用量100グラム以下のときには計算不要です）	アーティチョーク、あさつき、オクラ、かぶ、カリフラワー、キャベツ（△）、キュウリ、小松菜、ごぼう（△）、しそ、ずいき、ぜんまい、大根、タケノコ、玉ねぎ（△）、チコリ、チンゲン菜、つくし、トウガラシ、トマト（△）、なす、にがうり、にら、にんじん（△）、にんにく、ねぎ、白菜（△）、パプリカ（△）、バジル、ビーツ（△）、ピーマン、ふき、ブロッコリー、ホウレン草、もやし、レタス、わけぎ	くわい、かぼちゃ、トウモロコシ、れんこん、ゆりね

主食類

うどん(ゆで)	21.3g	白米(炊いたもの)	36.8g
玄米(生)	70.8g	白米(生)	76.6g
玄米(炊いたもの)	34.2g	春雨(乾)	83.1g
食パン	44.4g	ビーフン	79.0g
スパゲティー(乾)	69.5g	フランスパン	54.8g
そうめん(乾)	68.9g	もち	49.5g
そば(乾)	63.0g	ライ麦パン	47.1g
中華麺(ゆで)	29.0g		

乳製品類

牛乳	4.7g	バター	4.4g
クリームチーズ	2.3g	プロセスチーズ	1.3g
生クリーム	3.1g	ヨーグルト	4.9g

いも類

きくいも	13.1g	さといも	10.8g
さつまいも	29.2g	じゃがいも	16.3g

調味料類

穀物酢	2.4g	ソース(中濃)	29.8g
米酢	7.4g	ケチャップ	25.6g
しょう油(薄口)	7.8g	みそ(豆)	8.0g
しょう油(濃口)	10.1g	みりん	43.2g
ソース(ウスター)	26.3g	マヨネーズ	1.7g

アルコール類

ウイスキー	0.0g	発泡酒	3.6g
シャンパン(ブリュット)	1.2g	ビール	3.1g
紹興酒	5.1g	ワイン(赤)	1.5g
焼酎	0.0g	ワイン(白)	2.0g
日本酒	4.9g	ワイン(ロゼ)	4.0g

食品100gあたりの糖質含有量

野菜類

アスパラガス	2.6g
枝豆(ゆで)	4.3g
オクラ(ゆで)	2.4g
かぶ	3.1g
かぼちゃ	17.1g
カリフラワー	2.3g
キャベツ	3.4g
キュウリ	1.9g
ごぼう	9.7g
小松菜	0.5g
さやいんげん	2.7g
さやえんどう	4.5g
ズッキーニ	1.5g
セロリ	1.7g
そら豆	12.9g
大根	2.7g
タケノコ(ゆで)	2.2g
玉ねぎ	7.2g
トマト	3.7g
ねぎ	5.0g
なす	2.9g
にんじん	6.4g
にんにく	20.6g
白菜	1.9g
パプリカ	5.6g
ピーマン	2.8g
ブロッコリー	0.8g
ホウレン草	0.3g
レタス	1.7g
れんこん	13.5g

果物類

アボカド	0.9g
いちご	7.1g
イチジク	12.4g
柿(生)	14.3g
柿(干)	57.3g
かぼす	8.4g
グレープフルーツ	9.0g
さくらんぼ	14.0g
すいか	9.2g
なし	10.4g
バナナ	21.4g
パパイヤ	7.3g
ぶどう(生)	15.2g
ぶどう(干)	76.6g
メロン	9.8g
もも	8.9g
ゆず(果汁)	6.6g
ゆず(皮)	7.3g
リンゴ	13.1g
レモン(果汁)	8.6g
レモン(全果)	7.2g

著者プロフィール

山田 悟（やまだ・さとる）

1970年東京都生まれ。北里大学北里研究所病院 糖尿病センター長。日々1300人の患者と向き合いながら、食べる喜びが損なわれる糖尿病治療において、いかにQOL（クオリティ・オブ・ライフ）を上げていけるかを追求。糖質制限食に出会い、2012年『奇跡の美食レストラン』（幻冬舎）を刊行。2013年11月14日に、緩やかな糖質制限食＝ロカボの考え方を普及させ、作り手にも食べる側にも、より良い社会の実現を目指す、一般社団法人食・楽・健康協会を立ち上げる。他の著書に『ロカボバイブル』『糖質制限の真実』（ともに幻冬舎）がある。

緩やかな糖質制限
ロカボで食べるとやせていく
2016年6月20日　第1刷発行

著　者　山田 悟
発行人　見城 徹

発行所　株式会社 幻冬舎
〒151-0051　東京都渋谷区千駄ヶ谷4-9-7
電話　03(5411)6211(編集)
03(5411)6222(営業)
振替　00120-8-767643
印刷・製本所　株式会社 光邦

検印廃止

ISBN978-4-344-02955-2　C0095
幻冬舎ホームページアドレス　http://www.gentosha.co.jp/

この本に関するご意見・ご感想をメールでお寄せいただく場合は、comment@gentosha.co.jpまで。